COMMENT *je vis avec* L'ENDOMÉTRIOSE

Photographie de couverture : © youbabystudio

Illustrations : © Nathalie Jomard

Création maquette et mise en pages : Bénédicte Souffrant – PCA-CMB.

Recettes des pages 74 à 78 : *Soulager l'endométriose grâce à une alimentation anti-inflammatoire*, Anne-Charlotte Garet, Céline De Sousa, © Larousse, 2022

ISBN : 978-2-7029-2576-8

Note de l'éditeur : l'auteur et l'éditeur déclinent toute responsabilité provenant directement ou indirectement de l'utilisation de ce livre. Les déclarations faites par l'auteur concernant les produits, les processus ou les méthodes de traitements ne sauraient se soustraire à un avis médical.

www.editions-tredaniel.com
info@guytredaniel.fr
www.facebook.com/editions.tredaniel
@le_courrier_du_livre

Julia Paredes

COMMENT *je vis avec* L'ENDOMÉTRIOSE

LE COURRIER
DU LIVRE

27, rue des Grands-Augustins
75006 Paris

SOMMAIRE

INTRODUCTION

Avant de commencer à vous raconter mon histoire, j'aimerais déjà répondre à une question que certains vont peut-être se poser : « Pourquoi avoir écrit ce livre ? Elle n'est ni médecin, ni spécialiste, ni écrivaine, alors pourquoi ? » C'est vrai, je ne suis rien de tout ça, mais je suis malgré tout bien placée pour parler de l'endométriose, puisque je vis avec elle depuis plus de dix ans, maintenant. Avant de vous parler de la maladie, je vais vous en dire un peu plus sur moi.

MOI, JULIA

Beaucoup me connaissent grâce aux – ou à cause des – émissions de téléréalité, mais avant ça, j'étais dans un tout autre domaine. Petite, je rêvais de devenir styliste. Bon, je ne suis pas très forte en dessin. Mais, comme j'adorais écrire, je me suis orientée vers le métier de journaliste de mode. Après un bac L, j'ai entamé une licence de lettres à Lille, pour intégrer ensuite une école de journalisme, à Paris.

Pendant ces années de fac, je n'étais pas parmi les étudiants qui profitent du jeudi soir pour faire la fête ou qui traînent dans les soirées étudiantes. Non, moi, je préférais rester dans mon petit studio de 30 mètres carrés à réviser, à lire un tas de livres sur l'auteur au programme du trimestre, et surtout, à écrire. Je me souviens de ces fins de journée de cours pluvieuses, après lesquelles je rentrais vite me réfugier chez moi, pour me plonger dans les romans de Balzac et être au point en vue des prochaines évaluations.

J'étais passionnée par ce que je lisais, mais au fond, je rêvais secrètement d'avoir, un jour, *mon* livre entre les mains. Écrire est une de mes premières passions. Lorsque j'avais besoin d'évasion, j'écrivais et me transformais alors en héroïne d'un roman imaginaire. Lorsque j'étais triste ou en manque de mes proches, j'écrivais pour me sentir mieux. En fait, dès que j'avais du temps libre, j'écrivais, sans raison particulière.

LA SOLITUDE LIÉE À L'ENDOMÉTRIOSE

Quand l'occasion s'est présentée d'écrire sur la maladie qui me gâche un peu la vie depuis des années, mais avec laquelle j'ai appris à vivre, je n'ai pas hésité une seconde! Je vois ce livre comme une thérapie pour moi, et comme un outil de partage pour vous, afin d'apporter des solutions à vos problèmes.

Pendant de longues années, j'ai cherché à en savoir plus sur l'endométriose, que ce soit *via* des spécialistes ou des ouvrages; pourtant, je n'ai pas trouvé de réponses concrètes. Je suis donc longtemps restée avec mes doutes, mes questions et ma douleur, dans le silence. En faisant mes recherches, j'ai été surprise que l'on ne trouve pas de solutions pour apaiser les douleurs que cette maladie nous fait subir quotidiennement, surprise qu'en 2008 – date à laquelle j'ai appris que j'en étais atteinte –, nous n'ayons pas de vraies explications, pas de solutions, alors qu'on a parlé de l'endométriose pour la première fois en 1860 (quand je dis « on », je fais référence au médecin pathologiste autrichien Carl von Rokitansky).

Alors, oui, à l'époque, on a su mettre des mots sur nos maux, mais ce qu'il en est directement ressorti, c'est que l'endométriose est une maladie gynécologique globalement incomprise. On sait ce qu'elle provoque et où elle évolue, on sait que c'est une maladie chronique liée à la présence, en dehors de l'utérus, de tissus semblables à la muqueuse utérine, qu'elle provoque des douleurs souvent invalidantes, des problèmes d'infertilité, et qu'elle est à l'origine de beaucoup d'autres symptômes, comme, entre autres, des nausées, des vomissements et des douleurs pendant les rapports sexuels. On sait qu'elle peut toucher les ovaires ou les trompes, mais également les organes digestifs, le rectum, la vessie, les reins, parfois même les os ou le cerveau. Cette maladie est invalidante ; elle peut causer de nombreux dégâts. Pourtant, on n'arrive toujours pas à déterminer son origine et pourquoi ça nous arrive, à nous. On ne connaît pas non plus son évolution, et il n'y a pas vraiment de traitement.

En faisant ces recherches, je me suis sentie seule. C'était comme si cette maladie existait, mais que personne n'en était vraiment atteint. Je tombais sur des ébauches d'études, sur des suppositions, mais pas sur de réels témoignages. Bref, j'étais totalement perdue, je ne savais pas quoi faire, où aller, à qui en parler, de peur d'être ridicule et que l'on me dise « Mais c'est rien, t'es pas une chochotte ! Ça va aller. » Alors, oui, pendant des années, je me suis sentie isolée.

Cette maladie m'a plongée dans la dépression. Les douleurs sont tellement intenses que l'on croit mourir à chaque crise. J'ai vécu dans l'angoisse perpétuelle qu'une crise se déclenche et je n'avais absolument pas confiance en moi.

Qu'est-ce que l'endométriose ?

Réponse de la sage-femme et échographiste Marie-Dominique Bressot :

C'est une maladie du cycle féminin multifactorielle. L'explication la plus répandue est que le tissu d'endomètre présent dans le sang des règles va diffuser, partout dans le ventre, chaque mois. Car, dans cette pathologie, le sang des règles va régurgiter par les trompes et inonder ainsi le ventre de ce sang dans l'abdomen. Cela va contribuer à créer une inflammation chronique abdominale qui va avoir de grosses répercussions à différents niveaux pour la femme (douleurs, troubles urinaires, digestifs...).

Réponse du docteur Michel Mouly, gynécologue, chirurgien et obstétricien :

L'endométriose doit être considérée comme une maladie inflammatoire qui peut être chronique et qui touche 10 % des femmes en âge de procréer[1]. Il peut y avoir une origine génétique (le risque de développer une endométriose est plus élevé chez les femmes qui ont une sœur ou une mère touchée par cette maladie)[2]. Mais les facteurs environnementaux (épigénétiques) sont importants, notamment les substances chimiques comme les perturbateurs endocriniens (bisphénol A, dioxines, phtalates…) que l'on retrouve également dans la chaîne alimentaire et la cosmétologie.

Le diagnostic d'endométriose est fait avec un retard de six à douze ans[3]. Selon, l'absence de formation des médecins et d'écoute est responsable depuis plusieurs décennies de l'émergence de cette maladie. Laisser une jeune fille avec des règles abondantes et douloureuses, qui fait des malaises, qui s'absente de l'école à cause de ces douleurs, qui souffre, n'est pas concevable, et la responsabilité des médecins est en première ligne. Au cours des études médicales, l'endométriose est enseignée en deux heures.

La prise de conscience récente va peut-être faire que la prise en charge précoce, l'écoute des jeunes filles, la mobilisation des mères qui en ont souffert vont permettre de prévenir la moindre évolution de cette maladie. La malbouffe, la cosmétologie non responsable, le développement de business qui ne tiennent pas compte de la santé doivent être combattus. **L'écoute, la bienveillance, la prise en charge précoce vont permettre de réduire l'incidence de cette maladie et ses répercussions sur la vie des femmes : priorité à la prévention !**

1. Stratégie nationale de lutte contre l'endométriose, ministère des Solidarités et de la Santé, février 2022.
2. Simpson J. L., Elias S., Malinak L. R., Buttram V.C. Jr., « Heritable aspects of endometriosis. I. Genetic studies », *American Journal of Obstretrics and Gynecology*, juin 1980, vol. 135, n° 3, p. 327-331.
3. Hadfield R., Mardon H., « Delay in the diagnosis of endometriosis: a survey of women from the USA and the UK », *Human Reproduction*, avril 1996, vol. 11, n° 4, p. 878-880 ; Husby G. K., Haugen R. S., « Diagnostic delay in women with pain and endometriosis », *Acta obstetrica and gynecologica Scandinavica*, juillet 2003, vol. 82, n° 7, p. 649-653.

Utérus sans endométriose

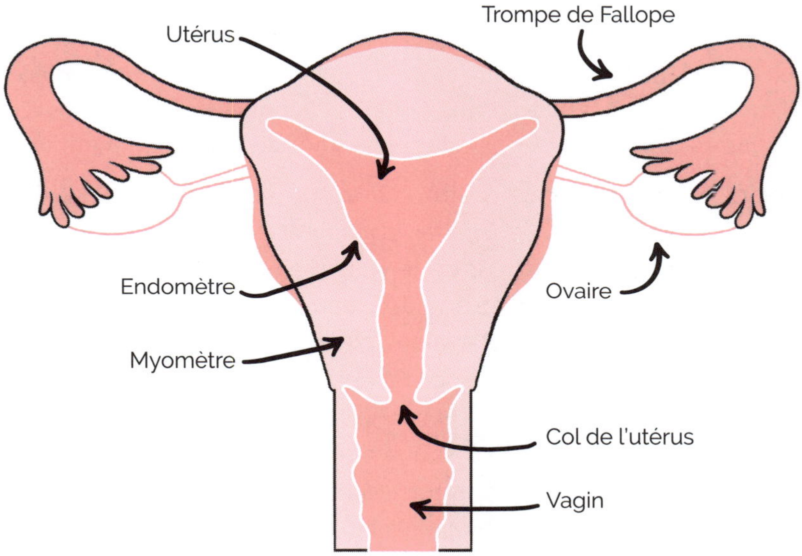

Utérus avec endométriose

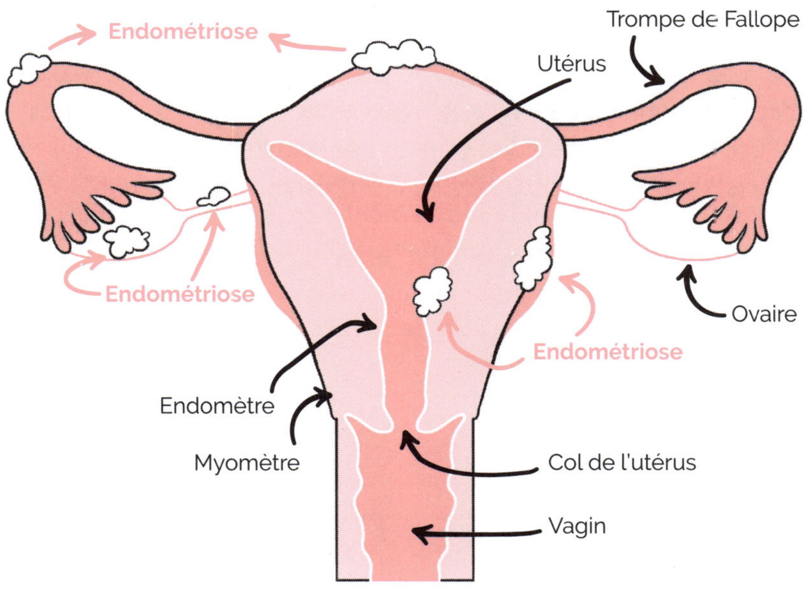

L'ENDOMÉTRIOSE, LES RÉSEAUX SOCIAUX ET VOUS

Lorsque j'ai commencé à être active sur les réseaux sociaux, à raconter un peu ma vie (métier oblige), et surtout, à mettre des mots sur mes maux et sur cette maladie, je me suis vite rendu compte que j'étais loin d'être seule. Beaucoup de femmes vivaient la même chose que moi et avaient, elles aussi, été diagnostiquées sans qu'il se passe quoi que ce soit ensuite. Toutes ces personnes à qui je parlais sur les réseaux connaissaient, comme moi, le nom de leur maladie, sans savoir si elle était grave ou non, sans savoir si elle pouvait empirer, et surtout, sans informations précises sur comment et quoi faire pour aller mieux.

Quand j'ai commencé à m'exprimer publiquement sur mon endométriose, j'ai été surprise de recevoir tous ces témoignages – encore aujourd'hui, je ne reçois pas moins de vingt messages par jour sur le sujet. Parmi eux, il y a beaucoup de récits de femmes que la maladie handicape ; certaines me parlent d'infertilité, de douleurs, d'opérations à répétition, et je ressens beaucoup de désespoir : celui de ne pas être aidée ou écoutée, et de se faire balader de spécialiste en spécialiste sans se voir prescrire un traitement.

N'attendez pas. Au moindre doute, il faut parler de vos douleurs à votre entourage et demander à voir un médecin. Surtout, ne restez pas dans le silence. Plus vite la maladie est connue, mieux c'est.

UN COMBAT COMMUN

En parlant de nos expériences similaires, en se soutenant, on ne guérit pas, mais on se sent moins seule et on reprend espoir ; espoir pour se battre, pour aller voir d'autres médecins peut-être plus qualifiés et spécialistes de cette maladie, dont on ne connaît finalement pas grand-chose. Il y a des praticiens qui sont plus sensibles à cette affection et qui se renseignent davantage sur le sujet afin de trouver des solutions. C'est en parlant qu'on peut comparer nos symptômes, évaluer la gravité des nôtres, et partager les adresses de centres de soins et de médecins compétents !

« ET VOUS, COMMENT VIVEZ-VOUS AVEC L'ENDOMÉTRIOSE ? »

Laurie. *Après des années de souffrance, des difficultés pour avoir mes enfants, des hémorragies à répétition, on a enfin détecté mon endométriose, à 42 ans ! En même temps que ma ménopause précoce... Pourtant, toute ma vie, je me suis plainte, mais, selon les professionnels, c'était normal d'avoir mal ! Ma fille de 16 ans a également de grosses douleurs, nous faisons des examens en ce moment, parce que je suis sûre que c'est ça, et j'ai entendu dire que ça pouvait être héréditaire.*

Jessica. *Je suis atteinte d'endométriose et d'adénomyose[1] depuis 2018. J'ai perdu mon travail, car trop d'arrêts maladie, personne ne comprenait mes douleurs, mes malaises, mes pleurs. Je suis sous Sawis[2] depuis un an. Grâce à ce médicament, ça va un peu mieux, mais ce n'est pas la joie tous les jours. Cette maladie me plonge dans la dépression, et les douleurs sont tellement intenses que je crois mourir à chaque crise. Après tout cela,*

1. Endométriose interne à l'utérus.
2. Médicament qui lutte contre la prolifération de l'endomètre (muqueuse de l'utérus).

il y a des angoisses perpétuelles, peur de tout, aucune confiance en soi, le néant. Alors, en parler fait du bien et redonne un peu de courage et d'espoir.

Je reçois beaucoup de messages lorsque je témoigne de mes douleurs. Certains soirs, dans ma détresse, les réseaux sociaux deviennent un peu mon journal intime, et j'évoque ma maladie sans tabou, à cœur ouvert, et surtout à blessures ouvertes. J'ai remarqué que, en faisant cela, j'ai des retours de jeunes filles se reconnaissant dans ce que je décris, mais qui n'ont jamais entendu parler de cette affection. Lorsqu'elles m'écrivent en réaction à mes vidéos, je leur conseille de consulter un médecin ; la plupart reviennent vers moi en me disant que c'est bien ça, qu'elles sont elles aussi atteintes d'endométriose. En m'exprimant publiquement sur cette maladie, en témoignant, je peux aider d'autres femmes concernées, et éviter que l'affection reste méconnue et ne fasse trop de dégâts.

Voilà pourquoi j'ai voulu écrire ce livre, évoquer la maladie en touchant un plus large public, faire part de ce que j'ai vécu et vis encore au quotidien, afin d'aider les femmes. J'ai voulu écrire ce livre pour porter un message d'espoir, de soutien, et vous dire que, non, vous n'êtes pas seule, et que, ensemble, nous pouvons trouver des solutions, nous communiquer les bonnes et les mauvaises adresses pour combattre cette maladie, et rebooster notre moral. Ensemble, on peut aller mieux et entamer notre guérison !

Chapitre 1

D'ENFANT À FEMME : GRANDIR AVEC L'ENDOMÉTRIOSE

Avant de vous raconter comment j'ai appris que j'étais atteinte d'endométriose, à 20 ans et de manière un peu exceptionnelle, il est important de comprendre que cette maladie touche les femmes et les jeunes filles, mais parfois aussi les enfants – ce qui était mon cas.

PREMIÈRES DOULEURS : L'ENFANCE

Dès l'âge de 7 ans, donc bien avant d'être réglée, j'ai eu des douleurs très intenses au niveau du ventre. Quand je vous parle de douleurs, c'étaient de vraies douleurs invalidantes, de celles qui t'empêchent de te lever le matin, de marcher, qui te font voir le monde différemment et vivre autrement.

Mes parents venaient de divorcer, je vivais seule avec ma maman. J'avais changé de maison, de quartier, d'école, et par conséquent, d'amis. L'idéal aurait été que je m'en fasse de nouveaux dans ma nouvelle école ou dans le cadre d'activités extrascolaires. Mais j'étais du genre solitaire, pas très sociable, je n'étais pas attirée par les sports collectifs… J'avais donc très peu de copains.

Même quand j'essayais de me sociabiliser un maximum et d'être comme tous les enfants de mon âge, il y avait un problème. Lorsque l'un de mes nouveaux amis venait frapper à la porte de chez moi après l'école, pour me proposer de venir jouer au basket ou à autre chose, ma mère était obligée de décliner l'invitation. Non pas parce que je ne voulais pas y aller, mais parce que j'avais mal ! J'arrivais à peine à lui faire passer le message, n'ayant pas la force d'élever la voix. J'étais effondrée, pliée en deux sur mon lit, à essayer de comprendre ce qui me faisait si mal.

La douleur était si intense qu'elle me donnait parfois des nausées, et surtout, elle m'empêchait de me lever, de manger, de vivre normalement. Elle pouvait survenir à tout moment de la journée, et sa durée variait, mais ce dont je me souviens, c'est qu'elle se déclarait souvent ; quand j'y pense aujourd'hui, je me dis que c'était sûrement en fonction de ce que je mangeais.

Je vous le précise, car je sais maintenant que lorsqu'on est atteinte d'endométriose, la douleur peut s'intensifier en fonction de notre alimentation, et qu'il existe un régime anti-inflammatoire pour la réduire ou l'éliminer. Mais à 7 ans, je n'avais aucune idée de tout cela.

« ET VOUS, EST-CE QUE VOS DOULEURS SONT APPARUES DÈS L'ENFANCE, ET CE, AVANT VOS PREMIÈRES MENSTRUATIONS ? »

Cécilia. *Concernant mon endométriose, j'ai eu mes règles très tôt, à 10 ans, mais même avant cela, j'avais de grosses douleurs, avec l'impossibilité de sortir de mon lit. Je me suis fait violence jusqu'à mes 15 ans, croyant qu'elles étaient normales. Après de nombreux examens réalisés par mon gynécologue, on a décidé de me mettre sous Optimizette, une pilule que l'on prend en continu, et qui a arrêté mes règles. Je les ai seulement une ou deux fois par an. Cela m'a libérée de toutes mes douleurs et a changé ma vie, même si j'ai encore un déferlement d'émotions en fin de mois. Cependant, il n'est pas certain que je puisse avoir des enfants, puisqu'on a décelé cinq ou six kystes dans mes ovaires. Il me faudra certainement subir plusieurs opérations, mais j'y crois !*

Edwige. *Je suis diagnostiquée depuis l'âge de 20 ans, mais j'ai su que j'étais malade bien avant d'être réglée, car j'avais beaucoup de douleurs anormales. Aujourd'hui, j'ai 34 ans et deux* *bébés miracles. Les douleurs sont encore présentes, mais elles sont moindres depuis que je prends la pilule Minidril en continu. Elles sont incomparables à celles que j'avais auparavant, hors traitement, et qui m'empêchaient de marcher. Même si j'ai encore de petits saignements de temps en temps, surtout en période de stress, cette pilule stoppe mes règles et évite de trop fortes crises. Depuis que je la prends, j'ai réussi à retrouver une vie normale et à me remettre au sport.*

LES PREMIÈRES RÈGLES

Les années ont passé, et j'ai appris à vivre avec cette souffrance, qui était plus ou moins présente, selon les moments. Puis, à 17 ans, j'ai été menstruée, et les douleurs n'ont fait que s'intensifier, surtout pendant la semaine de mes règles. Là encore, les douleurs me paraissaient anormales, mais c'était tout nouveau, et je n'avais aucune idée de celles qu'il était ordinaire de ressentir. Il y a dix ans, les menstruations étaient un sujet tabou, et malheureusement, il l'est encore un peu aujourd'hui.

Je composais donc avec mes douleurs, et lorsque j'en parlais à ma mère et que j'entendais le mot « gynécologue », je fuyais et mentais sur l'intensité de mes douleurs. Je n'aimais pas ce terme, et j'imaginais un tas de choses qui pourraient se produire lors de la première consultation chez ce médecin spécialiste. Si j'avais été rassurée sur ce sujet, à l'époque, cela m'aurait certainement permis d'en savoir plus sur les douleurs que j'éprouvais depuis des années.

Croyez-moi, les filles, maintenant que j'y suis passée, le premier rendez-vous chez le gynécologue n'est pas si terrible. C'est souvent l'occasion d'un simple contrôle, et le praticien pose beaucoup de questions pour s'assurer que tout va bien.

Quels symptômes doivent alerter ?

Réponse de la sage-femme et échographiste Marie-Dominique Bressot (attention, il peut ne pas y avoir de symptômes !) :

- Des règles douloureuses (douleurs dans le ventre – qui peuvent parfois descendre jusque dans les jambes, comme des décharges électriques – ou dans le bas du dos, au niveau des lombaires), avec une évaluation de la douleur supérieure ou égale à 7/10. L'intensité de celle-ci n'est pas toujours constante d'un cycle à l'autre.
- Des règles très abondantes, voire hémorragiques, ou qui durent longtemps (plus de cinq jours).
- Des troubles digestifs pendant les menstruations (diarrhée, constipation, alternance diarrhée/constipation, ballonnements).
- Un absentéisme régulier à l'école ou au travail, du fait des douleurs.
- Des troubles urinaires pendant les règles (mictions plus fréquentes, brûlures similaires à celles ressenties lors d'une infection urinaire, difficulté à évacuer les urines).
- Des douleurs au moment de la défécation.
- De la souffrance pendant les rapports sexuels, dans certaines positions ou dans toutes (douleurs profondes, en arrière, ou d'intromission – au début du rapport). Certaines femmes ne peuvent plus du tout avoir de rapports avec pénétration.
- Un impact potentiellement très négatif sur la qualité de vie, avec, très fréquemment, des symptômes de fatigue chronique, du fait de la douleur chronique.

AFFRONTER LES REGARDS : L'ADOLESCENCE

Déjà si jeune, je devais faire face au regard des gens. Car c'est très difficile de devoir affronter les personnes qui ne comprennent pas, qui nous balancent des « C'est rien, c'est tes règles. T'es une fille, tu vas devoir vivre avec ça toute ta vie », ou « Mais c'est que des maux de ventre, tu vas pas mourir ! » À l'époque, j'aurais voulu avoir une petite baguette magique pour leur transmettre exactement ce que je ressentais ; pas pour leur faire du mal, simplement pour qu'ils éprouvent mes douleurs quelques secondes, qu'ils expérimentent cette souffrance atroce que je subissais au quotidien, et qu'ils se rendent compte que ce n'était pas « rien ».

En grandissant, le jugement des autres est devenu plus dur, et les critiques se sont amplifiées, surtout au collège et au lycée. J'avais droit à des réflexions vraiment dures, que ce soit de la part des profs ou des élèves, quand je loupais des cours et que j'essayais de leur expliquer que mes douleurs n'étaient pas normales, que je ne pouvais pas me lever. Je voyais ce regard qui disait : « Celle-ci, elle n'ira pas loin. » En seconde, l'un de mes enseignants m'avait même lancé : « Si tu n'aimes pas les cours et que tu cherches des excuses, tu n'as pas fini. J'espère que tu as ce qu'il faut en stock, mais avec moi ça ne marche pas ! » Des *excuses* ! S'il avait su ce que je vivais... si seulement !

Au lycée, quand il fallait former des équipes pour le sport, j'étais toujours la dernière choisie, puisque, à cause des douleurs, je loupais régulièrement les séances, malgré mon fort mental et ma passion dans toutes les disciplines sportives. Mes douleurs m'empêchaient de tenir l'effort plus de quelques minutes. On avait souvent des cours d'athlétisme. On s'entraînait, et l'on devait parfois courir très longtemps, faire des courses de relais.

Ce fut le cas un matin, en terminale. J'étais dans la cour du lycée, avec les autres élèves de ma classe. J'étais plutôt en forme, mais je savais que mes règles n'allaient pas tarder à arriver – c'etait une question de jours. Dans ces cas-là, j'avais toujours une espèce d'angoisse, car qui disait règles disait douleurs atroces. Mais ce jour-là, rien, donc j'étais plutôt sereine et prête à en découdre, à montrer que, oui, j'étais souvent absente à cause de mes douleurs, mais que j'étais sportive, que j'avais la niaque, dans le sport et dans la vie en général. Baskets de footing aux pieds, vêtue d'un legging noir, d'une brassière et d'un débardeur de sport, j'ai commencé ma course. Au départ, tout allait bien, j'arrivais à tenir le rythme. Même si je suis rapidement devenue rouge comme une tomate et étais essoufflée, je restais maîtresse de mon corps.

Après vingt minutes d'échauffement, on est passés aux courses de relais. Je me suis mise en équipe avec ma copine de classe Émilie en faisant mine de rien, mais les douleurs arrivaient tout doucement. J'avais envie de continuer, mais elle a vu dans mes yeux que quelque chose n'allait pas. Je suis retournée à l'intérieur du bâtiment pour me diriger vers les toilettes, car les douleurs foudroyantes dans le bas-ventre s'accompagnaient de vomissements. Alors que tout se passait bien, que je pensais que, cette fois-ci, je pourrais participer à mon cours de sport normalement, comme tout le monde, ma maladie a subitement repris le dessus.

Dans ces moments-là, ton monde s'écroule… déjà parce que tu dois continuer ta journée en souffrant – après un petit passage à l'infirmerie, où l'on te donne du Spasfon en pensant que ça ira miraculeusement mieux après –, mais aussi parce que tu dois en plus affronter le regard de tes camarades de classe, qui t'ont vue partir en courant pour aller vomir.

Tu dois faire face aux critiques, aux commérages. Le regard des autres est difficile à vivre au collège, au lycée, d'autant plus qu'à cet âge, on a la critique facile et on ne cherche pas forcément à comprendre ou à réfléchir avant de parler. On est plutôt sans filtre. Alors, tu réduis ton cercle d'amis et tu restes uniquement avec ceux qui te comprennent.

LES DOULEURS PENDANT LES RAPPORTS

Jusque-là, je vous ai parlé des douleurs qui m'empêchaient de faire du sport ou d'aller en cours, mais, en réalité, cette maladie te prive de vivre normalement. Au lycée, t'as aussi ton premier amour, que t'as envie de garder, d'impressionner, avec qui tu désires tout vivre, tout découvrir, sur tous les plans, y compris celui de la sexualité. Sur ce terrain-là, j'ai été longue au démarrage. Pour moi, le sexe était un sujet tabou, et franchement, ça ne m'attirait pas plus que ça – limite, ça me dégoûtait. Quand j'en entendais vaguement parler, je pensais : « J'ai le temps. Pas maintenant ! » En fait, je pense que j'imaginais d'avance les douleurs, et que c'est pour cela que je voulais reculer l'échéance le plus longtemps possible !

Quand je vous dis que j'en entendais parler, c'est que j'ai deux grandes sœurs ; l'une a quatorze ans de plus que moi, l'autre sept. Autant vous dire que je m'amusais beaucoup à les espionner et que j'entendais parfois des bribes de conversation avec leurs copains respectifs… sans comprendre grand-chose.

À l'adolescence, mes sœurs adoraient me lancer des piques, car elles savaient que j'étais plus concentrée sur les cours que sur les garçons. Pour elles, j'allais finir vieille fille, puisque, quand elles évoquaient le sujet, je leur répondais avec dégoût.

Voici d'ailleurs une anecdote qui vous amusera peut-être – et qui fera certainement rire ma sœur Stéphanie. J'avais 14 ou 15 ans, nous étions en week-end sur les plages du Nord, elles m'ont demandé si j'avais un petit copain et si j'avais déjà fait une turlutte ! Mais qu'est-ce que c'était que ça ? Une sorte de gâteau ? Une boisson ? Je ne savais absolument pas de quoi elles parlaient ! Elles m'ont ensuite expliqué qu'il s'agissait d'une fellation… J'étais encore plus dégoûtée ! Elles ont piqué un fou rire. Depuis ce jour, je suis devenue Sœur Juny ! « Juny », parce que c'était un de mes surnoms depuis des années, et « Sœur », parce que, à leurs yeux, je ne voulais absolument pas entendre parler de sexe et j'allais finir dans un couvent !

Puis, j'ai eu 18 ans. La majorité a aussi été la majorité sexuelle pour moi, car c'est à cet âge-là que je suis passée à l'acte, avec mon premier amour. Vous savez, le grand amour qu'on connaît au collège, avec qui l'on se sent de passer le cap, avec qui l'on se voit passer toute notre vie, et à qui l'on pense pouvoir tout dire – l'innocence de l'adolescence, bien sûr…

N'y connaissant rien, j'ai commencé par la position la plus banale, dite du missionnaire. Ce n'est pas un livre sur le Kamasutra, donc je ne ferai pas le détail du reste des positions, mais, dans toutes, la douleur pendant les rapports était atroce. Impossible de mettre des mots sur ce que je ressentais. Je n'étais pas du genre à me confier sur ma vie privée à mes amies, et encore moins à ma mère ou à ma famille. Donc, là encore, j'en concluais que la douleur était « normale ». C'est bien ce qu'on raconte, non ? La première fois, ça fait toujours un peu mal, d'accord. Mais les suivantes, ça compte ? Car je souffrais à chaque rapport, et dans toutes les positions.

L'endométriose peut-elle provoquer des douleurs pendant les rapports sexuels ?

Réponse du docteur Michel Mouly, gynécologue, chirurgien et obstétricien :

La douleur lors des rapports sexuels (dyspareunie) est un des symptômes les plus fréquents. Les femmes atteintes d'endométriose ont 7,4 fois plus de risque d'avoir une dyspareunie[1]. Souvent, la patiente présente un utérus rétroversé et certaines positions entraînent la douleur (positions par-derrière).

Les douleurs peuvent entraîner une baisse du désir et de la lubrification. Les médicaments traitant l'endométriose peuvent également

1. Ballard K., Lowton K., Wright J., « What's the delay? A qualitative study of women's experiences of reaching a diagnosis of endometriosis », *Fertil Steril*, novembre 2006, vol. 86, n° 5, p. 1296-1301..

assécher le vagin, ce qui entraînera d'autres douleurs. Certaines hormonothérapies déclenchent une baisse de la libido.

Les femmes atteintes d'endométriose relèvent une baisse de la qualité de la communication sur la sexualité avec le partenaire : 34 % de femmes déclarent souffrir de difficultés avec leur partenaire en raison de la maladie, ce qui peut conduire au divorce dans 10 % des cas[1].

J'ai préféré garder ma douleur pour moi, cette première fois et les suivantes, ne voulant pas effrayer mon premier vrai petit ami. Mais, au bout d'un moment, je ne pouvais plus me taire. La douleur étant trop vive, on devait arrêter ce qu'on était en train de faire. Je me souviens de la solitude et de la culpabilité que je ressentais quand, après un rapport, je devais rester allongée des heures en attendant que la douleur passe. Au début, mon amoureux ne me disait rien, il comprenait. Mais par la suite, il m'a fait des réflexions du genre : « Tu cherches des excuses parce que t'aimes pas, c'est ça ? » Et pendant nos disputes, c'était encore pire. J'avais le droit à : « Arrête de me faire croire que tu as mal, c'est pas censé faire mal. T'as juste envie d'aller voir ailleurs ! » Voilà ce à quoi j'étais confrontée. Je n'y connaissais rien et mes premières expériences sexuelles étaient catastrophiques à cause de ma maladie.

Mais, vous savez quoi, on ne devrait pas le garder pour nous ! Certes, on veut faire plaisir à notre partenaire, ne pas le vexer, mais on souffre, c'est comme ça, on n'y peut rien. Le mieux pour nous est donc de trouver quelqu'un de compréhensif, qui saura nous soutenir. Et surtout, il est essentiel de communiquer. On y reviendra, mais parmi les remèdes pour améliorer notre quotidien avec cette maladie, le soutien a une très grande place !

1. Shabanov S., Wenger J.-M., *et al.*, « Quand le sexe fait mal au couple : le cas particulier de l'endométriose », *Rev Med Suisse*, 2017, vol. 3, n°554, 2017, p. 612-616.

Après ma première séparation – eh oui, finalement, ce n'était pas lui, le grand amour! –, je me suis dit qu'avec le prochain, les rapports feraient peut-être moins mal. Et ce fut le cas, mais en fait, je m'étais juste, encore une fois, habituée à cette douleur. Car elle était toujours plus ou moins présente, et ça, ce n'était pas normal.

ET VOUS, AVEZ-VOUS DES DOULEURS PENDANT LES RAPPORTS ?

Sarah. *Pour ma part, cela est très compliqué lors des rapports, car, en fonction de mon cycle, cela peut être plus ou moins douloureux. Avec mon partenaire, on est obligés d'en parler constamment. Certaines positions ne sont pas possibles, car elles entraînent des douleurs atroces, qui peuvent durer pendant des heures après les rapports. Pour le diagnostic, c'est un médecin en radiologie qui me l'a annoncé. Bizarrement, je n'ai pas pleuré, j'étais plutôt soulagée. Je me suis dit : « Tu n'as pas le droit de te laisser abattre. Bats-toi et fonce ! » Je suis d'une nature plutôt positive. Pour l'opération, je ne souhaite pas franchir le pas pour l'instant.*

Julie. *Ça a commencé par quelques douleurs, puis avec le temps et l'aggravation de la maladie, les rapports devenaient vraiment impossibles ! Même l'introduction d'un doigt était insupportable, tellement c'était douloureux. L'excitation, avant et pendant le rapport, était atroce, à cause de la contraction des muscles. Les orgasmes, quant à eux, déclenchent instantanément des douleurs, qui peuvent durer quelque temps après. Pas la peine de préciser que ça n'a intéressé aucun gynécologue. J'en ai vu une dizaine en un an ; concernant les rapports, l'un d'eux m'a dit « Débrouillez-vous », un autre « N'en ayez pas » et, encore un autre, « Vous n'avez qu'à serrer les dents ! » Je ne pouvais plus vivre normalement, alors je me suis battue jusqu'à trouver une praticienne qui m'a entendue. Je viens d'être opérée, car rien n'avait fonctionné avant. Je ne sais pas où j'en suis au niveau de la douleur pendant les rapports, car pour l'instant, j'appréhende de reprendre une activité sexuelle. J'ai peur d'avoir encore trop mal.*

Chapitre 2
LA DÉCOUVERTE DE LA MALADIE

UNE DOULOUREUSE SURPRISE

Trois ans plus tard, j'avais une relation beaucoup plus fusionnelle, passionnelle avec un homme, et j'ai directement tout quitté pour vivre avec lui ; j'ai même changé de région du monde. J'y croyais vraiment. Un jour, la douleur était plus puissante qu'habituellement. Nous avons alors décidé d'aller consulter à Marseille, juste avant de quitter la France pour la Martinique.

Là, on m'a annoncé que j'étais enceinte ! Je suis tombée des nues. J'ai regardé mon compagnon et lu les mêmes émotions que les miennes dans ses yeux ; nous étions partagés entre peur, surprise et joie. Mais la joie a bien vite disparu, puisqu'on m'a annoncé que cette grossesse était extra-utérine, et qu'elle ne pourrait donc pas se poursuivre.

J'avais 21 ans, j'étais complètement perdue et je cherchais à savoir, dans un premier temps, ce qu'était une grossesse extra-utérine. Je me souviens que l'on m'a brièvement expliqué qu'il s'agissait de l'implantation et du développement de l'œuf en dehors de l'utérus, que la grossesse ne se déroulait pas dans la cavité utérine comme elle le devrait, mais dans une trompe de Fallope.

La grossesse n'était pas très avancée et s'arrêterait seule. On m'a tout de même donné quelques médicaments pour aider le processus, et l'on m'a fait passer toute une série d'examens, pour essayer de comprendre les causes de cette anomalie. Pourquoi, à mon âge, sans diagnostic d'un problème particulier, ma première grossesse était-elle extra-utérine ?

Schéma utérus

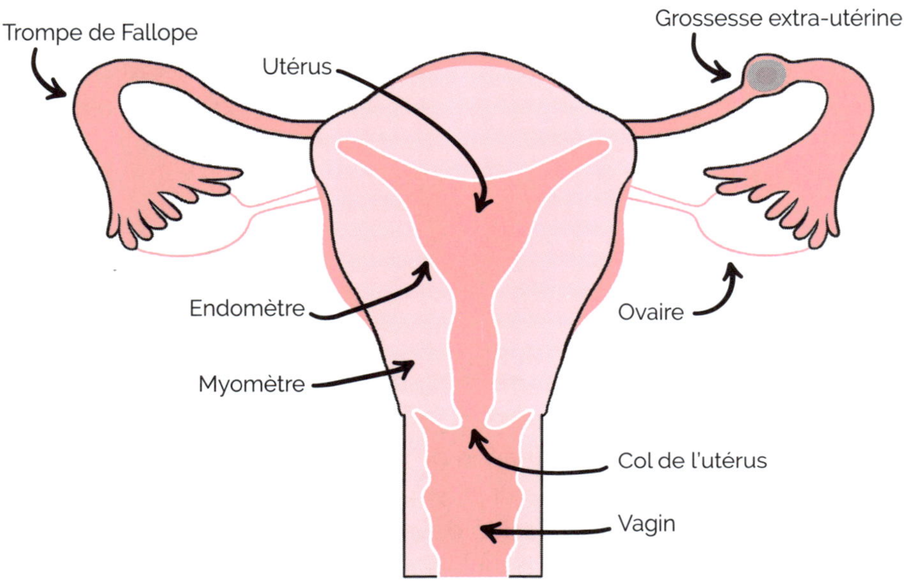

Cette nouvelle nous avait choqués tous les deux, nous étions perdus au milieu de ce grand hôpital, et j'avais encore mes douleurs. En plus de cela, j'étais touchée au plus profond de ma chair, car j'avais appris que la possibilité d'être mère venait de m'échapper. Oui, ç'aurait certes été un peu tôt, mais même à 21 ans – et déjà bien avant –, j'avais cet instinct maternel en moi, qui ne demandait qu'à s'exprimer. C'est comme ça! Je l'ai toujours ressenti, donc même si ce n'était pas prévu, je me sentais anéantie.

J'étais sous le choc, et j'allais de salle en salle pour passer des examens, dans l'espoir de comprendre pourquoi cette grossesse ne s'était pas déroulée comme elle l'aurait dû.

Avec mon compagnon, quelque chose s'était brisé après cette annonce. Cette nuit-là, je n'avais pas de soutien, celui dont on a tant besoin dans ces moments-là. Il y avait juste un silence de plomb. Il me suivait pour m'accompagner, mais rien de plus. Je pense que lui aussi était sous le choc, mais sans doute pas pour les mêmes raisons, car il se disait trop jeune pour être père.

L'ENDOMÉTRI-QUOI ?

Je poursuivais mon chemin jusqu'au bureau d'un énième gynécologue, toujours pour déterminer la cause de cette grossesse extra-utérine. On m'avait déjà posé un tas de questions du genre «Est-ce que vous fumez?», «Avez-vous un stérilet?», «Avez-vous eu recours à une pilule microdosée?», «Avez-vous une infection génitale?», «Avez-vous subi une ou plusieurs IVG?»

Mais ce médecin-là m'a posé la question fatidique : «Êtes-vous atteinte d'endométriose?» D'endométri-quoi? Kézako? Je n'en avais jamais entendu parler, mais ça ne sentait pas bon. Après tous les examens réalisés durant cette longue nuit – je suis restée, il me semble, plus de six heures à l'hôpital –, le verdict est tombé. Je souffrais bel et bien d'endométriose, et c'est ce qui avait provoqué cette grossesse extra-utérine!

Mon endométriose – oui, dit comme ça, c'est un peu comme si elle et moi étions amies, alors que c'est tout le contraire – aurait entraîné la formation de tissus cicatriciels, ainsi que des adhérences qui auraient interféré avec la capacité de l'œuf fécondé à atteindre l'utérus. Là encore, pour moi, c'était du chincis. Tout ce que j'avais retenu, après toutes ces émotions, c'est que j'avais perdu un bébé, et que j'avais en plus une maladie qui allait me pourrir la vie, et peut-être m'empêcher d'avoir un jour des enfants.

Voilà ce que l'on m'a annoncé alors que j'avais 21 ans. J'étais atteinte d'endométriose! J'ai tout de suite posé un tas de questions. J'avais peur. Pour moi, ma vie venait de basculer! J'avais peur et j'étais bouleversée, puis surprise, aussi, en voyant que le médecin en face de moi ne me donnait aucune réponse précise. Il m'a seulement expliqué que l'endométriose était une maladie chronique liée à la présence de tissu semblable à la muqueuse utérine, en dehors de l'utérus.

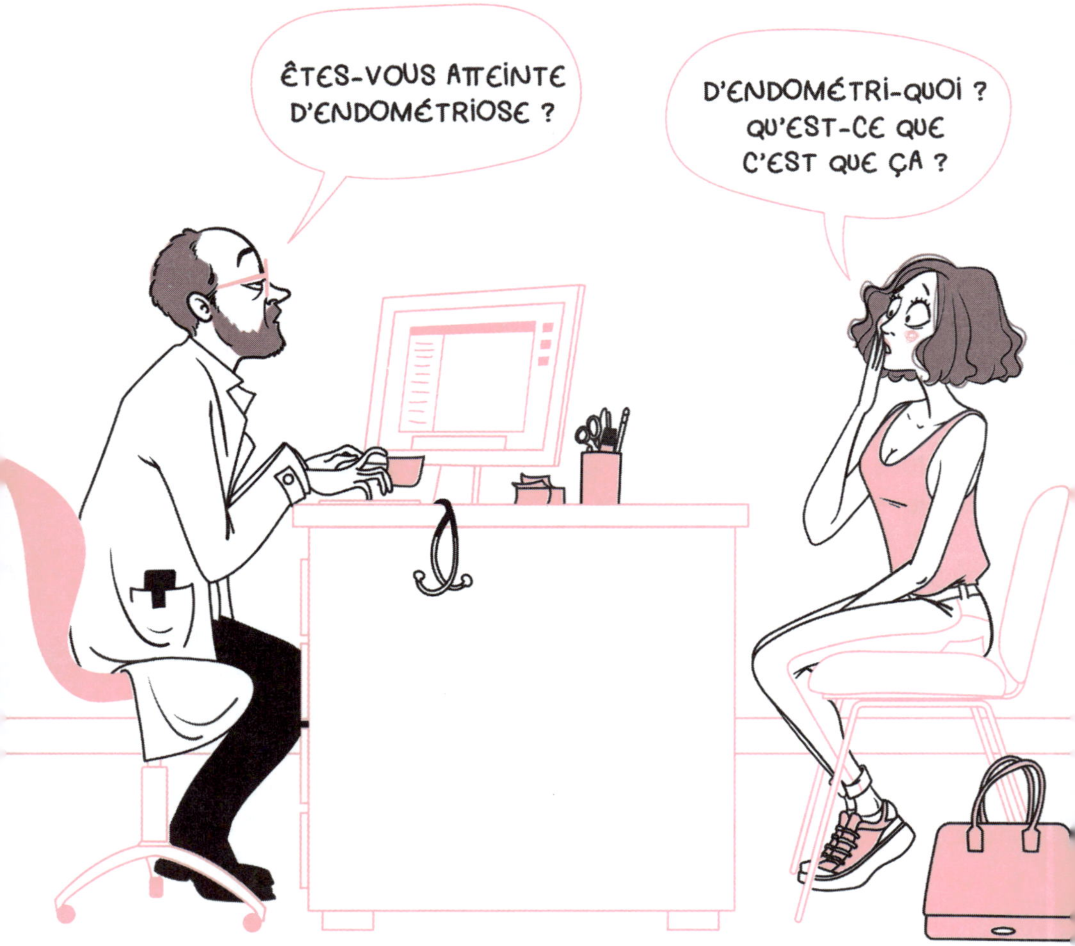

Il a ajouté une chose dont je me souviendrai toute ma vie, c'est que cette maladie pouvait rendre stérile. En une seule nuit, on m'avait annoncé une grossesse, puis, quelques minutes après, qu'elle ne se déroulait pas comme prévu, et maintenant, que j'étais peut-être stérile ! Mon rêve de devenir mère s'effondrait. À mon âge, j'avais à peine eu le temps de me demander quand je voudrais l'être, que l'on m'expliquait que ce serait probablement impossible...

ET VOUS, COMMENT VOUS A-T-ON ANNONCÉ VOTRE ENDOMÉTRIOSE ?

Anne-Laure. *J'ai entrepris les essais bébé en 2017. En 2019, j'ai commencé à faire des examens pour savoir pourquoi je ne tombais pas enceinte. On ne m'a pas apporté de réponse et, pendant ce temps-là, personne ne me parlait d'endométriose. Six mois plus tard, je suis enfin allée voir une gynécologue spécialiste des problèmes de fertilité. Elle m'a fait passer l'examen qui manquait : l'échographie vaginale a permis de déceler un kyste d'endométriose de 5 cm, sur chaque ovaire. Et là, ce fut le coup de massue, car malgré quelques douleurs pendant mes règles – rien d'alarmant –, je ne pensais pas être atteinte de cette maladie... jusqu'à ce jour où j'ai voulu avoir un bébé.*

Perrine. *J'ai des règles douloureuses depuis mon adolescence. J'ai eu mon premier enfant sans difficultés, mais, juste après mon accouchement, j'ai eu des règles hémorragiques et des douleurs atroces. D'après mon gynécologue de l'époque, cela était normal.*

Quatre ans après mon premier enfant, nous avons voulu en avoir un deuxième. À ce moment-là, le parcours du combattant a commencé. Après des années d'errance médicale pendant lesquelles on me disait que tout venait de mon imagination, plusieurs tests de grossesse négatifs et énormément de douleurs, nous avons pris la décision de tenter les injections pour « forcer » la nature. Au bout d'un an d'essais et d'échecs, nous avons demandé à faire une batterie d'examens gynécologiques pas très agréables, et découvert que mes trompes étaient bouchées. Nous sommes directement passés par la FIV (fécondation in vitro*), et le miracle s'est produit, puisque cela a fonctionné du premier coup. Neuf mois plus tard, mon petit Maxime est arrivé.*

Après l'accouchement, mes règles sont devenues invivables; les douleurs étaient atroces et remontaient jusqu'au niveau de l'estomac. Un an après la naissance de mon fils, un samedi soir, mes règles sont arrivées, mais j'ai senti que quelque chose d'anormal se produisait. Je ressentais comme des coups de poignard dans mon bas-ventre, et j'en suis tombée dans les pommes, avec des vomissements horribles. Les pompiers sont venus me chercher et m'ont conduite aux urgences. On m'a tout de suite fait passer un scanner, et l'on a découvert un épanchement, sans savoir d'où il venait exactement. Il a fallu m'opérer en urgence.

Après l'intervention, alors que j'étais complètement dans les vapes, on m'a annoncé que tout cela était dû à mon endométriose, qu'elle s'était déjà bien installée, depuis des années, et qu'il y avait des lésions un peu partout, jusqu'au péritoine (membrane qui tapisse les parois intérieures de l'abdomen et recouvre les organes qui sont contenus dans ces cavités). À mon réveil, la gynécologue m'a expliqué qu'à l'intérieur de mon ventre, c'était le feu! Que ça saignait énormément, et qu'ils n'avaient pas pu faire grand-chose. C'était dur à encaisser, mais au moins je savais. Je n'étais pas folle, ma souffrance depuis toutes ces années venait bien de quelque part; mon seul regret est que cela n'ait pas été découvert plus tôt.

Depuis cette opération, je suis en ménopause artificielle, à 40 ans. J'ai pris dix kilos à cause de ce traitement, mais je n'ai plus mes règles. Je souffre encore, par moments, mais cela reste supportable. Cette maladie est une bombe à retardement qui te grignote de l'intérieur, petit à petit. Il faut en parler pour que la maladie soit prise en charge le plus tôt possible!

Aurélie. *J'ai des douleurs au ventre depuis l'âge de 7-8 ans, et des périodes de constipation. À 11 ans, j'ai eu mes premières règles et les douleurs, horribles, se sont intensifiées. Mon médecin me disait qu'il était normal d'avoir mal au ventre pendant mes règles, mais je me tordais de douleur à chaque fois, j'avais des flux très importants. Vers mes 15 ans, j'ai consulté une gynécologue, qui* *m'a prescrit une pilule en me disant que cela calmerait mes douleurs. Mais il n'en était rien, elles étaient toujours omniprésentes. Je prenais du Doliprane ou de l'Antadys chaque fois que j'avais mes règles. J'avais mal deux ou trois jours avant leur arrivée, comme la plupart des filles. Mais avec cette pilule-là, j'étais déréglée, et la douleur ne se calmait pas. Les saignements étaient très abondants.*

On me disait que c'était dans ma tête. Mon médecin m'a fait passer une échographie, et n'a rien vu d'anormal. J'ai vécu ça pendant une dizaine d'années. Je faisais parfois des malaises au moment de mes règles, tant la douleur était intense. Avec mon travail, tous les mouvements que j'effectuais me faisaient souffrir – en silence, comme toujours. J'avais l'impression que personne ne me comprenait, et petit à petit, je me renfermais sur moi-même.

Il y a trois ans, j'ai pris rendez-vous avec le remplaçant de mon médecin traitant, qui a pris le temps de m'écouter et de m'aider. Il m'a fait passer une I.R.M. Verdict : une endométriose profonde. Il m'a prescrit la pilule Optimizette, qui se prend en continu et qui devait arrêter mes règles. Mais cette méthode a été un échec, puisque j'ai continué à les avoir. Un jour, j'en ai eu marre et j'ai décidé de contacter la clinique Tivoli-Ducos, à Bordeaux, qui dispose d'un centre spécialisé dans la prise en charge des formes les plus sévères d'endométriose. À la suite de plusieurs examens, je me suis enfin fait opérer, il y a quelques semaines. Depuis, ça va beaucoup mieux. Je ne suis pas guérie, mais enfin prise en charge, donc rassurée.

PRISE DE CONSCIENCE

Après avoir passé plusieurs heures dans cet hôpital, nous sommes rentrés à la maison têtes baissées, complètement sonnés. On ne m'avait proposé aucun traitement, je n'avais eu droit qu'à des réponses vagues et à des ordonnances pour des examens complémentaires, afin d'évaluer le degré de la maladie.

Mais une chose venait de changer en moi : ma tristesse et ma haine se sont transformées en force. J'ignore comment et pourquoi, mais, à ce moment-là, c'est devenu un combat pour moi.

Je ne connaissais pas cette maladie, je ne savais pas ce qu'elle pouvait provoquer, comment la soigner et à quel point elle pourrait m'empêcher de vivre normalement et de devenir mère, mais j'ai décidé que j'allais me battre. D'un coup, tout s'est éclairé. Toutes les douleurs que j'éprouvais depuis des années n'étaient pas de simples maux de ventre ; c'était bel et bien plus grave.

En parallèle, j'ai immédiatement ressenti de la culpabilité. Vous vous rendez compte, on est déjà triste, et en plus, on se rend coupable de ne pas avoir parlé ! D'être restée avec cette douleur sans rien dire, et peut-être d'avoir retardé une possible guérison, ou engendré des problèmes qui auraient pu être évités.

Ce qu'il faut faire : ne pas normaliser vos douleurs, oser en parler autour de vous, et consulter plusieurs médecins pour avoir le bon diagnostic. Non, ce n'est pas normal d'avoir mal !

Chapitre 3
LES ANNÉES DE COMBAT

TRAVAILLER AVEC L'ENDOMÉTRIOSE

J'avais raison de me mettre en condition, car c'était effectivement le début d'un long combat ! Après cette annonce et cette première grossesse extra-utérine, en 2009, d'autres mésaventures ont suivi. Bon, il y a eu le célibat, mais ce n'était rien à côté des douleurs que je ressentais, qui, elles, sont bien restées, pendant les règles comme en dehors. On ne le dit pas assez, mais les douleurs liées à l'endométriose n'ont pas besoin d'une semaine spécifique pour frapper ; elles sont là toute l'année ! Mes douleurs sont apparues bien avant que je sois menstruée, donc pourquoi attendraient-elles que j'aie mes règles pour survenir ?

Le diagnostic a changé toute ma vie. Ce que j'ai vécu petite, quand je ne pouvais pas sortir jouer avec mes amis, était en fait un avant-goût de ce que j'allais avoir à vivre pendant de longues années, à cause des douleurs handicapantes et invalidantes, sans parler des autres problèmes dus à l'endométriose.

En étant atteinte d'endométriose, on fait notamment face à des complications dans le monde du travail. Quand on a davantage de responsabilités, on a évidemment davantage de comptes à rendre. Les absences causées par l'endométriose ne sont quand même pas simples à expliquer.

Je me souviens de cette période où j'étais journaliste… Je venais d'arriver en Martinique, et je galérais pour trouver du boulot. Pour gagner ma vie, j'avais accepté un petit job dans une boutique de prêt-à-porter. Ça m'allait bien en attendant, d'autant plus que c'était un mi-temps, ce qui me laissait le temps de me reposer le matin ou l'après-midi, et ainsi de calmer mes douleurs dans le bas-ventre quand elles survenaient, mais également d'éviter les douleurs au niveau des reins, puisque je ne restais pas debout toute la journée.

Mais mon truc à moi, c'était d'écrire, de rapporter des histoires que j'allais piocher sur le terrain. Un jour, par le biais d'une connaissance, j'ai réussi à obtenir un poste de JRI (journaliste reporter d'images) dans un groupe très important, l'une des plus grandes chaînes en Martinique, sur laquelle était diffusé le journal de 20 heures – entre autres. Pour moi, c'était une chance inouïe.

Je n'avais pas le droit à l'erreur, j'avais beaucoup de pression, je devais faire mes preuves, ne pas me louper, et en même temps, j'avais toujours cette petite voix dans ma tête, celle de l'endométriose qui me disait : « Ne m'oublie pas. Moi aussi, je vais te mettre la pression ! » Oh oui, ça, je le savais ! Parce que, OK, comment tu expliques à ton nouveau patron que tu dois t'arrêter à cause des douleurs, alors qu'à 15 heures tu dois avoir rendu ton sujet pour qu'il soit prêt pour le journal de 20 heures, le soir même ?! Eh bien, tu ne dis rien, tu serres les dents, les ovaires, tout ce que tu peux. Tu avales Spasfon ou Doliprane pour atténuer la douleur, histoire de continuer et d'éviter de t'écrouler au travail.

Mais je me souviens d'un matin où je n'ai pas pu passer au-dessus de la douleur. C'était le moment de la revue de presse – c'est quand, en tant que journaliste, tu choisis ton sujet avant de partir sur le terrain avec ta caméra, ta voiture, et de quoi écrire ; ensuite, tu as un temps limité pour faire ton reportage, ton montage, et tout rendre. Mon patron voyait la souffrance sur mon visage. Généralement, quand l'endométriose frappe, je suis toute blanche, je vais aux toilettes régulièrement à cause des vomissements, et je peine à marcher à cause des courbatures et de ces coups de poignard que je ressens dans le bas-ventre. Au début, il a été compréhensif et m'a laissée prendre de longues pauses, mais à force, beaucoup moins.

Je fournissais des arrêts maladie, mais lorsque ces derniers sont devenus trop nombreux, j'ai dû arrêter le travail que j'adorais. Et vous savez quoi ? J'aurais aimé continuer, que les conditions de travail soient peut-être plus flexibles, que je puisse tout faire depuis la maison, quand mes douleurs étaient trop intenses. Je ne jette la pierre à personne, j'aurais juste souhaité poursuivre, malgré la maladie.

« ET POUR VOUS, L'ENDOMÉTRIOSE AU TRAVAIL, C'EST COMMENT ? »

Anne-Cécile. *Pour moi, l'endométriose au travail n'est pas toujours simple à gérer. Je suis infirmière, et parfois, quand la douleur est insoutenable, je dois quitter mon poste pour aller aux toilettes toutes les cinq minutes, et j'y reste plus de dix minutes. Heureusement pour moi, j'ai des collègues compréhensifs. Au niveau de ma hiérarchie, cela a été plus compliqué quand j'ai annoncé le projet d'un deuxième enfant par FIV. Ils n'étaient pas très enthousiastes, car cela voulait dire changement de planning au dernier moment, en fonction de mes rendez-vous. J'ai la chance que la FIV ait fonctionné, après plusieurs opérations. Le plus beau cadeau pour nous !*

Ophélie. *J'ai été diagnostiquée il y a peu, et ce, après mon accouchement – je suis tombée enceinte naturellement après un an et demi d'essais –, après quinze ans de douleurs et d'ignorance : SOPK (syndrome des ovaires polykystiques) et endométriose. Pendant quinze ans, le seul traitement qu'on m'avait prescrit pour calmer mes fortes douleurs était la pilule en continu. Mais ça ne suffisait pas, et ce n'était pas compatible avec ma maladie. Je savais que derrière ces douleurs se cachait quelque chose de plus grave.*

Ensuite, il y a eu les critiques, notamment au travail, mais aussi de la part des médecins. Beaucoup riaient de mon poids (pris à cause de cette fameuse pilule) ; on me disait que mes douleurs étaient dans ma tête, que j'étais juste grosse et folle, que je m'inventais une maladie. Toutes ces attaques venaient du fait que, chaque mois, ils me voyaient malade. Chaque jour se déroulait avec son lot de vertiges, de malaises, de vomissements. Je pleurais quotidiennement à cause de cette situation. À chaque crise, je prenais sur moi et j'allais travailler comme tout le monde.

Seulement, une fois, avec six de tension, cela m'a été impossible pendant cinq jours. Il a suffi de celle-ci pour que mon patron craque et me propose une rupture conventionnelle. J'ai beaucoup souffert de cette maladie invisible, dans ma vie personnelle et dans le monde du travail. Cela a été un peu plus facile lorsqu'elle a été diagnostiquée. J'ai dû faire deux heures de route pour cela, car il n'y avait aucun spécialiste près de chez moi.

Aujourd'hui, j'ai choisi un travail à mi-temps, par peur que l'on me fasse des reproches si je dois m'arrêter pour me reposer. J'ai aussi un traitement plus doux pour le SOPK, qui consiste à réduire le taux d'œstrogènes. Les crises sont toujours présentes, mais elles sont moins intenses et plus courtes. Ce qui m'aide également, c'est le sport. J'ai l'impression que ça me rend plus forte et m'aide à me battre contre cette maladie. Je suis déterminée à montrer qu'on peut être forte et tout surmonter.

L'AGGRAVATION DISCRÈTE

Dès 2011, des kystes se sont formés dans mon ventre, plus précisément des kystes ovariens endométriosiques, ou nodules endométriosiques ; cela est assez fréquent lorsqu'on souffre de cette affection. Les kystes peuvent apparaître seuls ou en groupe, et se former sur l'un ou l'autre ovaire, parfois sur les deux.

Le problème, c'est que les kystes sont fréquents, puisque le sang ne peut pas être évacué pendant les règles. Par conséquent, il stagne et crée des kystes ovariens, mais pas seulement. Ça, je le savais plus ou moins, puisque je me renseignais tous les jours sur cette maladie et connaissais donc les problèmes fréquents qui en résultaient.

Schéma utérus

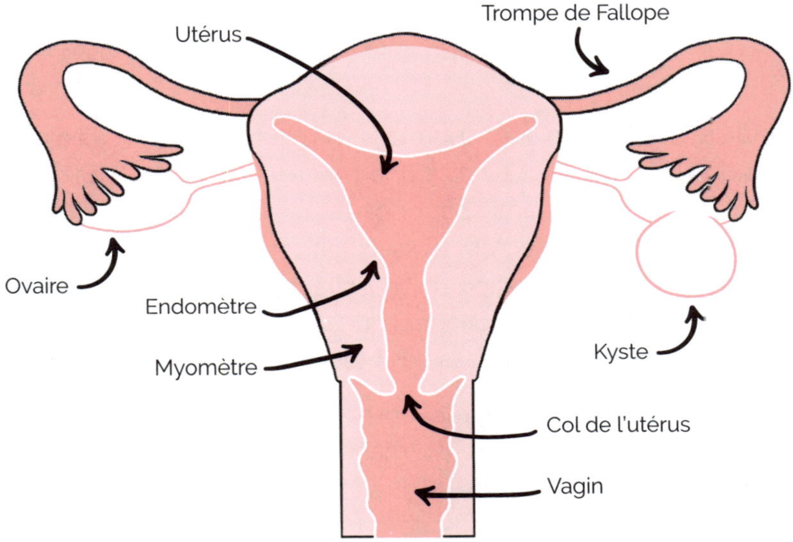

Les kystes me faisaient mal, et au début, ils étaient contrôlés grâce aux I.R.M. que je passais, même si j'évitais un maximum les hôpitaux lorsqu'il n'y avait pas d'urgence nécessitant une opération. Oui, il vaut mieux vérifier que tout va bien, mais on a toujours cette peur de découvrir des choses plus graves, et qu'on nous annonce que la maladie est passée à un stade supérieur. Alors, malheureusement, on attend… jusqu'au jour où le pire arrive.

C'est l'erreur que j'ai faite : ne pas faire contrôler mes kystes assez régulièrement, et attendre que ça empire. Ne faites pas comme moi et faites-vous suivre de manière assidue !

Même si les symptômes liés à mes kystes s'intensifiaient de jour en jour (fortes douleurs, saignements en dehors des règles, troubles urinaires, troubles digestifs), je ne m'inquiétais pas plus que ça…
… jusqu'au jour où mes kystes ont éclaté, et où j'ai fait une hémorragie interne.

QUAND LE CORPS CRIE TROP FORT

J'étais en repos et m'étais apprêtée. En voiture, j'avais pris la direction de Paris, qui était alors à une heure de route de chez moi. J'allais rejoindre des amis pour boire un verre en terrasse. C'était exceptionnel pour moi, qui bossais jour et nuit en tant que serveuse, dans la restauration et en boîte de nuit, en plus de mes études. C'était aussi exceptionnel que la maladie me laisse un peu tranquille et ne me cloue pas au lit toute une journée !

Arrivée à Paris et enfin garée, après avoir – bien évidemment – tourné pendant mille ans et manqué rayer ma Mini Cooper cabriolet une vingtaine de fois, à cause de créneaux compliqués à réaliser et de places de parking beaucoup trop petites, je suis descendue de ma voiture. Je portais un jean skinny et des talons hauts, et je veillais à arborer une démarche élégante. Peine perdue : à peine avais-je mis un pied à terre que je me suis effondrée sur le trottoir. Sur le moment, je n'ai rien compris à ce qu'il m'arrivait. Est-ce qu'on venait de me frapper ? Est-ce que j'avais reçu une balle ? OK, je n'ai aucune idée de ce que ça fait que de se prendre une balle, mais je vous promets que la douleur était si intense que j'ai eu le temps de me poser la question, avant de m'évanouir.

Je me suis réveillée dans une ambulance, sortie de l'inconscience par les douleurs engendrées par la route et ses nombreux dos d'âne ; chaque sursaut du véhicule me plongeait dans une douleur effroyable. J'avais l'impression d'agoniser ! Lorsque j'ai repris mes esprits, j'ai posé des questions au pompier assis à côté de moi. J'arrivais à peine à parler, car rien qu'essayer me faisait atrocement mal au ventre.

La première de mes interrogations était : « Qu'est-ce que je fais là ? Que m'est-il arrivé ? » Le pauvre secouriste était tout aussi perdu que moi, et il m'a seulement répondu qu'ils avaient été appelés par des passants, qui m'avaient retrouvée sans connaissance sur le trottoir, à Paris, près de ma voiture. Il essayait de me rassurer au mieux, de me calmer, mais c'était impossible. La douleur était trop intense, et j'avais l'impression de mourir à petit feu !

Enfin arrivée à l'hôpital, on m'a tout de suite mise sous morphine, par transfusion. J'ai à peine parlé, mais ils ont compris, à mes cris, que la douleur était trop intense et qu'il fallait intervenir rapidement. Les médecins ont attendu que la morphine fasse effet et que la douleur s'atténue pour me faire tout un tas d'examens – échographies, scanner, la totale.

Ils m'ont alors annoncé que plusieurs kystes avaient éclaté, provoquant une importante hémorragie. Si je n'avais pas été rapidement transportée à l'hôpital, j'aurais pu en mourir. Ces kystes étaient là à cause de l'endométriose… à cet instant, elle aurait pu me coûter la vie. J'ai été opérée pour « nettoyer » tout cela avec une ponction du kyste[1]. On m'a expliqué que les kystes pouvaient revenir et se former à différents endroits, et empêcher une éventuelle grossesse.

L'HEURE DU CHOIX

Quelques années après, les kystes sont effectivement revenus. En 2014, je suis retournée à l'hôpital avec de grosses douleurs. Après plusieurs examens, on m'a annoncé qu'ils avaient bouché mes trompes de Fallope, et qu'il fallait opérer.

Une fois encore, je me suis effondrée ; cette maladie m'usait moralement et physiquement au quotidien, entre les douleurs, les séjours à l'hôpital et les mauvaises nouvelles. Je me disais alors : « C'est reparti pour un tour, qu'est-ce qui m'attend

1. Une aiguille est insérée dans le kyste pour en retirer le liquide.

encore ?! » On m'a tout de suite installée dans une chambre, sous perfusion, et l'on m'a fait passer de nouveaux examens, dont une I.R.M., pour voir à quel point les kystes avaient obstrué mes trompes, et évaluer ce qu'il était impératif de faire pour minimiser les dégâts.

On m'a alors proposé une solution : déboucher les trompes, ce qui éliminerait les douleurs et tout risque de récidive, mais aurait de lourdes conséquences.

Entre-temps, ma mère m'avait rejointe et patientait avec moi jusqu'au retour du médecin, pour que l'on puisse en savoir plus et prendre une décision. Je me sentais tellement seule avec cette maladie qu'avoir le soutien de ma mère à ce moment précis était un vrai soulagement. En effet, plus les années passaient, plus je me renfermais sur moi-même. J'avais du mal à parler de ce que je ressentais, de ma maladie. Là, au moins, les médecins allaient le faire pour moi auprès de ma mère.

Après une longue attente dans le silence, le docteur est entré dans ma chambre. L'ambiance était glaciale et très solennelle. Il m'a alors annoncé, après avoir vu les résultats de mes examens, que je souffrais d'une endométriose ovarienne qui avait fait pas mal de dégâts à l'intérieur de mon corps, et que ça n'allait pas s'arrêter là.

Quels sont les stades de l'endométriose ?

Réponse du docteur Michel Mouly, gynécologue, chirurgien et obstétricien :

On regroupe désormais les endométrioses en « types » et non plus en « stades » de la plus superficielle à la plus profonde.

- **L'endométriose superficielle péritonéale** se caractérise par l'implantation non profonde de cellules endométriosiques qui n'ont pas vocation à évoluer de manière sévère.
- **L'endométriose ovarienne** marque la présence d'un kyste ovarien rempli de liquide, aussi appelé endométriome.

- **L'endométriose pelvienne profonde** (endométriose sous-péritonéale profonde) se traduit par des lésions de plus de 5 mm de profondeur qui pénètrent la paroi péritonéale ou la paroi des organes.

Les zones de lésions les plus fréquentes de l'endométriose profonde sont les ligaments utéro-sacrés, le cul-de-sac de Douglas, la vessie, le rectum, les uretères.

On peut retrouver de l'endométriose au niveau du diaphragme, de la plèvre, dans l'œil, dans l'ombilic.

L'endométriose, même parfois « sévère » peut-être silencieuse, mais si elle se trouve sur le trajet d'un nerf, elle peut être douloureuse, aussi minime soit-elle.

Il m'a conseillé de m'orienter vers cette opération des trompes pour éliminer mes douleurs – pour une durée indéterminée, bien entendu.

Il pourrait ainsi ouvrir l'extrémité de chaque trompe, et enlever les adhérences. Ma première réaction a été d'adresser à ma mère un regard qui disait : « Allez, je vais au bloc. Opérons et n'en parlons plus ! » Sauf que le médecin n'avait pas fini son explication sur les conséquences de l'intervention. Il m'a ensuite prévenue que tomber enceinte serait impossible naturellement, et peut-être envisageable avec une FIV, mais sans certitude.

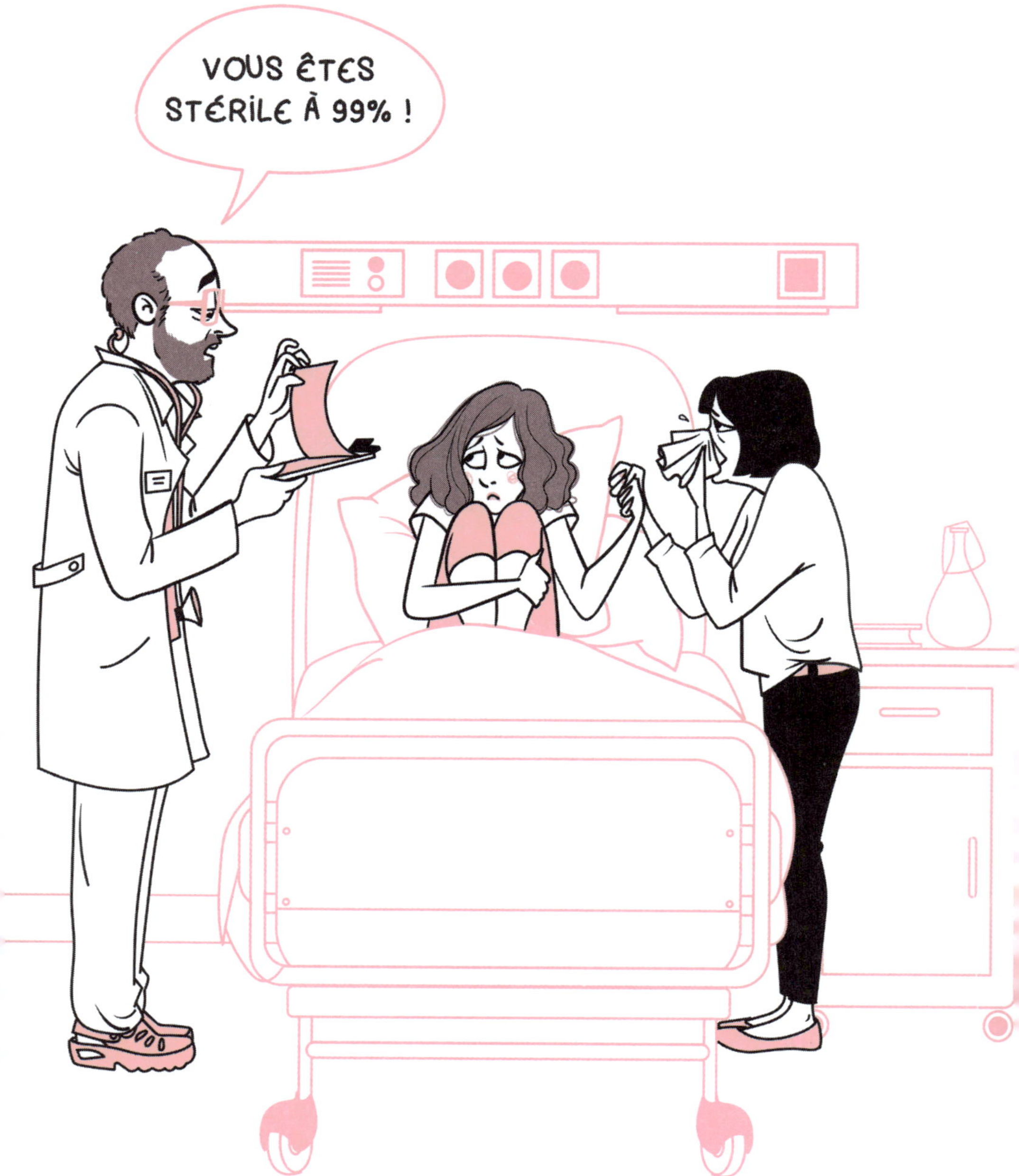
VOUS ÊTES STÉRILE À 99% !

Je me suis alors de nouveau tournée vers ma mère, et elle a tout de suite compris que je venais de changer d'avis. Puis, le médecin a ajouté qu'il me conseillait fortement cette opération, pour éviter de souffrir. Il a terminé par « Vous êtes stérile à 99 % ! » C'est une chose qu'on ne m'avait jamais dite auparavant, malgré tous les examens passés. « Vous êtes stérile à 99 % ! »

Ces mots continuaient de résonner dans ma tête, puis j'ai vu ma mère fondre en larmes à côté de moi. Je ne disais pas un mot, les larmes aux yeux, à deux doigts de couler… jusqu'à ce que ma tristesse se transforme en colère. J'ai alors repris mes esprits et lui ai répondu, avec toute mon indignation : « Non, je ne me ferai pas opérer, même si vous êtes docteur et me le conseillez, je vais garder ce pour cent de chances et partir d'ici ! » Ce médecin n'y était pour rien, et ce n'était pas contre lui que j'étais en colère, mais bien contre ma maladie, qui m'en faisait encore voir de toutes les couleurs. C'était ma vie, et je décidais d'écouter mon instinct, de rester avec ma douleur et d'opter pour le traitement médicamenteux, qui ne résoudrait pas le problème tout de suite, mais qui ne m'enlèverait pas cet espoir d'avoir un enfant.

En partant de la clinique, j'ai dû signer une décharge, qui stipulait que je devais être opérée, mais que je le refusais. Je me positionnais donc contre l'avis du médecin, mais j'allais vers mon envie de devenir mère. C'était une décision très importante, mais j'ai choisi de la prendre, même si elle me chamboulait profondément. Je suis d'ailleurs partie de l'hôpital en criant ma colère et mon désarroi dans les couloirs ! Tout venait de s'écrouler une nouvelle fois, et je savais que d'autres étapes suivraient obligatoirement : cette maladie ne me lâcherait pas de si tôt.

> **Comme vous le savez, le miracle est arrivé, et j'ai eu mes bébés. Si j'ai bien fait d'écouter mon instinct, je vous conseille tout de même d'aller voir plusieurs spécialistes : dans certains cas, l'opération est indispensable.**

Je me suis alors rendue dans une autre clinique, pour avoir un second avis. J'étais tellement désespérée à l'idée d'être stérile à

99 % que je voulais forcer les choses et entendre une version différente. Les médecins ont été plus rassurants et m'ont proposé une solution médicamenteuse qui m'évitait la chirurgie, ce qui a permis de soulager mes douleurs et de vivre avec.

Si un diagnostic ne vous convient pas, courez voir un autre médecin, prenez plusieurs avis ; ne foncez pas tête baissée en acceptant une opération qui peut changer votre vie à tout jamais. C'est la meilleure chose que j'ai pu décider ; mais au début de ma maladie, j'ai commis beaucoup d'erreurs, que je vous demande de ne pas faire.

N'ayez pas peur de consulter. Oui, aller à l'hôpital n'est jamais réjouissant, mais c'est toujours mieux de s'y rendre pour prévenir que pour guérir. Pensez-y et évitez le pire.

Ne suivez pas le premier avis médical sans réfléchir. Pesez le pour et le contre, écoutez votre instinct. Prenez plusieurs avis, ça peut vous sauver la vie !

« ET VOUS, AVEZ-VOUS ÉTÉ OPÉRÉES ? »

Jessy. À l'âge de 21 ans, j'ai commencé à avoir de grosses douleurs pendant les règles ; elles étaient insupportables. J'avais souvent d'importants kystes aux ovaires. Plus les mois passaient, plus les douleurs devenaient fortes, même en dehors de mes règles. En deux ans, j'ai vu plusieurs gynécologues, qui m'ont dit : « C'est normal d'avoir mal ! » Ces souffrances étaient en train de détruire ma vie professionnelle, sentimentale et amicale. J'ai alors consulté un dernier gynécologue, qui, lui, m'a écoutée et opérée. Il m'a annoncé une endométriose profonde. Je ne connaissais pas du tout cette maladie, mais quand il me l'a expliquée, je suis tombée de très haut.

Par la suite, j'ai subi beaucoup d'interventions pour décoller les organes, nettoyer, brûler toutes les adhérences, qui étaient remontées jusqu'aux intestins. J'ai 37 ans, et je me suis encore fait opérer l'année dernière, car j'avais de gros nodules qui risquaient de provoquer une occlusion intestinale. À cause de cette maladie, je n'ai pas d'enfants. Je regrette que l'on ne m'ait pas prise au sérieux plus tôt. Je ne dis pas que si ça avait été le cas, j'aurais été mère, aujourd'hui, mais j'aurais peut-être évité certaines opérations trop éprouvantes pour mon corps et pour mon moral.

Manon. *J'ai actuellement 28 ans. J'ai commencé à prendre la pilule à 17 ans, mais, à 18 ans, compte tenu de mon mode de vie, j'ai décidé de changer pour un stérilet au cuivre. À partir de ce moment-là, des douleurs sont apparues, mais mon médecin disait que c'était normal. Puis, j'ai développé des kystes ovariens. Là encore, pour tout le monde, c'était normal : de simples kystes fonctionnels[1]. Jusqu'au jour où j'ai fait une torsion d'annexe sur un kyste ovarien[2], à 22 ans.*

J'ai alors subi une ovariectomie partielle[3], puis à nouveau, à 23 ans, un kyste ovarien s'est rompu, avec hémorragie. On me disait toujours que c'était fonctionnel. J'ai eu mon premier enfant, et après mon retour de couches, les rapports sont devenus très douloureux. J'étais dans l'incapacité de supporter d'autres positions que la plus basique. Les règles étaient un enfer. J'ai consulté mon médecin, encore une fois, et il m'a parlé d'endométriose. En relisant tout mon dossier, il s'est rendu compte que les kystes et la douleur étaient liés à cette maladie, dont je souffrais depuis toutes ces années.

Laura. *J'ai toujours eu des règles très abondantes et très douloureuses, mais on me disait : « C'est normal, certaines femmes ont plus mal que d'autres et perdent plus de sang également. » Alors, je ne me suis pas posé plus de questions que cela. En 2015, alors que j'étais en couple avec le même garçon depuis quatre ans, les douleurs ont commencé à surgir pendant les rapports. Je n'avais jamais eu mal auparavant. Plus le temps passait, plus c'était douloureux, à hurler et à en pleurer. Au début, j'ai eu peur d'une MST. En octobre 2015, j'ai consulté. J'ai expliqué mes règles très douloureuses, et mes souffrances pendant les rapports. On m'a alors fait une cœlioscopie, en me disant que c'était peut-être*

1. Ce sont les kystes ovariens les plus fréquents, dus à un déréglement hormonal.
2. Cette rotation de l'ovaire interrompt l'apport sanguin à l'organe.
3. Ablation d'un des deux ovaires.

l'endométriose, mais que ce n'était pas forcément grave. Lorsque j'ai demandé quelle était cette maladie, on m'a répondu que c'était une sorte de cancer dont on ne mourait pas, mais qui pouvait rendre stérile. Et là, l'angoisse ! J'avais 22 ans à ce moment-là.

On avait prévu une opération quelques semaines plus tard, l'attente paraissait interminable, juste horrible ! Je ne faisais que faire des recherches sur Internet, essayant de trouver des réponses sur l'endométriose, mais il n'y avait pas grand-chose. L'opération s'est bien déroulée. Le soir même, le gynécologue qui m'avait opérée est passé dans ma chambre. Ma mère était présente. Il m'a dit : « Bon, alors, tout va bien. On vous a enlevé un petit kyste à l'ovaire droit, et quelques adhérences d'endométriose par-ci par-là. On se revoit dans un mois. » Un mois plus tard, selon lui, tout allait bien. J'avais toujours des règles douloureuses et abondantes, mais moins de douleurs pendant les rapports, ce qui me rassurait un peu. Et je suis devenue maman en début d'année. Je ne suis plus suivie pour mon endométriose. Je prends sur moi, serre les dents, avale énormément de Doliprane ou d'Acupan, en me disant qu'il y a pire que moi, et que malgré cette maladie, j'ai réussi à avoir mon petit miracle.

C'EST ÇA, LA VIE D'UNE FEMME ?

Avant d'évoquer les différentes options envisageables pour soulager les symptômes de l'endométriose, je souhaite vous faire partager un long témoignage qui m'a beaucoup touchée. Comme moi, comme tant d'autres, Anaïs a vu ses douleurs passées sous silence et a été victime d'errance médicale. Mais son courage et sa résilience inspireront, je l'espère, toutes les femmes confrontées au même mal-être.

« Je m'appelle ***Anaïs****, j'ai 25 ans et je suis atteinte d'endométriose profonde sur de multiples organes.*

Tout a commencé il y a treize ans à l'arrivée de mes premières règles, avec cette sensation de passer un nouveau cap dans la vie, d'être enfin une jeune femme. Seulement, je ne savais pas encore le lot de galères, de surprises et de douleurs qui m'attendait. Alors, avec du recul, ces premières règles, j'aurais préféré ne jamais les avoir.

Au cours des années, les cycles menstruels se suivent et ne se ressemblent pas. Plus le temps passe, plus je saigne, plus je souffre et plus on me dit que c'est normal.

Ma maman m'emmène à plusieurs reprises aux urgences pour ces douleurs invalidantes qui m'empêchent parfois d'aller à l'école, mais les discours et le schéma se répètent : test de grossesse négatif, pas d'infection dans le sang, rien à l'échographie. Alors, tout va bien, d'après les médecins, c'est simplement du stress et peut-être un peu dans ma tête aussi. Parmi ces séjours aux urgences, mes symptômes auraient pu mettre la puce à l'oreille des gynécologues, mais aucun n'a trouvé utile de creuser les pistes du côté de l'endométriose.

À l'âge de 14 ans, mon corps décide de lancer sa première alerte : je suis alitée pendant plus d'une semaine, sans appétit, le moindre mouvement me tord de douleurs au ventre, jusqu'au jour où je me retrouve à expulser un énorme caillot de sang. Arrivée aux urgences gynécologiques, tous les internes sont persuadés que je fais une fausse couche alors que je me tue à dire que je n'ai jamais eu de rapport sexuel. Un gynécologue intervient en indiquant qu'il s'agit en vérité d'une caduque utérine, plus précisément je venais d'expulser plusieurs mois de règles en une seule fois. Du haut de mes 14 ans, on m'explique que je viens de ressentir des douleurs/contractions du même niveau qu'un accouchement. On me laisse rentrer chez moi avec une ordonnance de Spasfon/Doliprane.

Arrivent mes 16 ans, jeune lycéenne, ça fait quatre ans que j'ai mes règles et elles sont toujours aussi douloureuses et abondantes. Mon gynécologue dit que certaines femmes ont des règles abondantes et que la douleur est normale, c'est donc ça, la vie de femme.

Je me plains toujours du ventre, mais un jour, je sens que c'est plus intense, qu'il y a quelque chose d'anormal, je ne peux plus tenir sur mes jambes, j'ai l'impression qu'on m'arrache l'intégralité de ma cavité pelvienne! Me revoilà pour la énième fois aux urgences, bilan sanguin complet, analyse d'urines, échographie abdominale et pelvienne, I.R.M., la totale. (Eh! Je vous vois venir, non non non, on ne va pas me diagnostiquer si tôt, mesdames, voyons, c'est beaucoup trop tôt, ne vous enflammez pas.) À la suite de ça, je me retrouve hospitalisée durant une semaine pour une rupture de kyste sur ovaire et donc une hémorragie interne.

Les années passent, je grandis, je change de pilule très (trop) souvent puisque j'ai toujours des douleurs, des hémorragies mêlées à une fatigue chronique, même en dehors des règles.

À mes 21 ans, je décide de stopper la pilule en passant au stérilet sans hormones et c'est le début de la descente aux enfers. Je me vide littéralement de mon sang, je tache le siège de ma voiture malgré le port d'un tampon et d'une serviette hygiénique, je ne tiens plus debout, aucun médicament ne me soulage.

J'en ai supporté des douleurs, mais là, c'était au-dessus de tout, la douleur s'était emparée de tout mon corps. Je décide de me rendre aux urgences gynécologiques en pleine nuit, je tombe sur un vigile qui appelle la gynécologue de garde qui n'était pas sur place, il me passe le téléphone; en pleurs et à bout de forces j'explique ma situation à cette femme au bout du fil, qui me demande si je suis enceinte, bien évidemment je ne le suis pas, elle me répond avec le plus total détachement qu'il est tard, qu'il n'y a pas d'urgence étant donné que je ne suis pas enceinte et que ça peut attendre le lendemain. On me retirera le stérilet le lendemain avec pour seule explication : « Certaines femmes ne supportent pas les stérilets sans hormones, c'est rien de grave. » Je repars avec une ordonnance de pilule et d'antidouleurs.

De nouveaux symptômes s'installent au creux de ma vie, de mon corps. Pour autant, à aucun moment ça ne m'interpelle, je suis formatée au fait que la douleur soit normale dans la vie d'une femme.

Je commence à avoir des troubles urinaires, des envies très fréquentes ainsi que des difficultés à uriner, les douleurs durant les rapports sexuels vont progressivement s'installer, mon ventre gonfle, me fait mal, mes douleurs descendent dans les jambes, montent jusque dans les épaules, j'ai de plus en plus de troubles digestifs, les diarrhées s'intensifient elles aussi, j'ai cette sensation que quelqu'un à l'intérieur s'en donne à cœur joie et me massacre l'utérus à coups de poignard tout en foutant le feu à mes ovaires.

Arrive le mois de juin 2020, la fois de trop, deux séjours aux urgences en l'espace de deux jours et toujours le même discours ignorant de la part du corps médical. Cette fois-ci, je décide de taper du poing sur la table, il faut que ça s'arrête ! En plein déconfinement, mon médecin généraliste me prend en charge et me dégote un rendez-vous dans les minutes qui suivent avec un gastro-entérologue. En l'espace d'une semaine, j'ai pu passer une batterie d'examens qu'on n'a jamais daigné me faire passer durant ces dix dernières années, bilan sanguin complet, analyse des urines, des selles, échographie abdominale, fibroscopie, coloscopie, entéro-I.R.M. ; le gastro-entérologue est formel, hormis une petite hernie, pour lui, rien ne justifie la souffrance dans laquelle je me trouve. Il me dit qu'il reste une dernière hypothèse, qui pour lui est la bonne, il en est convaincu. Je repars avec un courrier adressé à mon gynécologue pour une suspicion d'endométriose.

Mon gynécologue de l'époque me reçoit à son cabinet, prend connaissance du courrier d'un air très étonné, me fait lui-même une échographie pelvienne pour, je cite, « faire plaisir au gastro-

entérologue» et dit ne rien voir à l'écran, il m'envoie réaliser une I.R.M. pelvienne dans un centre spécialisé à Paris en justifiant «si ça peut vous rassurer».

Un mois plus tard, je passe cette I.R.M., et le verdict tombe, endométriose profonde postérieure avec atteinte de l'arrière de mon utérus et des ligaments utéro-sacrés.

Ça y est, toi qui rythmes ma vie, qui me saccages dans l'ombre, qui me tords de douleurs, tu es démasquée, après dix ans d'errance médicale, dix ans à ne pas comprendre, dix ans à croire que tout ça était normal.

L'endométriose, je ne connaissais rien d'elle, mais elle connaissait tout de moi. S'en sont suivis de longs mois de déni, je n'ai pas tout de suite accepté d'être malade, c'était irréel pour moi. Toutes ces années à me dire que je n'avais rien, pourquoi d'un coup on me sort un nom à rallonge comme ça?

En premier lieu, je suis placée sous pilule continue, puis sous traitements hormonaux. Au quotidien, ce sont des antidouleurs à base d'opium qui me permettent de tenir au travail. Il m'arrive parfois de devoir être perfusée aux urgences pour calmer mes douleurs.

L'évolution et la persistance de mes symptômes m'amènent à ma première opération en avril 2021. Le chirurgien constate que la maladie s'est en réalité installée dans la quasi-totalité de mon ventre jusqu'à mon diaphragme, lui aussi touché. Au programme : résection de nodules et d'adhérences, destruction des lésions, ablation d'un ligament utéro-sacré.

On peut penser que je vais enfin être tranquille, n'est-ce pas? Mais non, quelques mois après cette première opération, me revoilà prise en otage par cette endométriose, à croire qu'elle était trop nostalgique à l'idée de me quitter après toutes ces années de cohabitation.

Elle n'a pas fait les choses à moitié et est revenue en pire. Sous la pression de ses lésions, elle a fait descendre mon utérus, elle s'est emparée de mon deuxième ligament utéro-sacré, elle s'est installée partout où elle le pouvait. Vessie, utérus, ovaires, trompes, péritoine, cul-de-sac recto-utérin, elle n'a laissé aucune atteinte au hasard et a pris le soin de revêtir chacun de mes organes de ses plus belles lésions profondes et adhérences avec quelques nodules pour sublimer le tout.

Nouvelle opération : ablation de mon deuxième ligament utéro-sacré, résection du cul-de-sac recto-utérin, et rebelote, résection de nodules et adhérences, destruction des lésions.

Les médecins n'expliquent pas cette récidive si rapide, si douloureuse et si puissante. Le chirurgien déclare que l'endométriose que j'ai est très invasive, que ses lésions ne sont pas si épaisses, mais très larges, et créent beaucoup d'adhérences entre les organes, la seule solution pour me préserver et ralentir un maximum l'évolution de la maladie est de passer sous injections de ménopause artificielle. J'ai 25 ans et je dois me faire piquer si je veux espérer ne plus revoir cette maudite endométriose de si tôt.

En plus de la douleur physique, c'est une vraie mise à l'épreuve sur le plan moral au quotidien. Il m'arrive souvent d'être nostalgique de cette partie de ma vie où j'ignorais l'existence de la maladie, où je ne devais pas composer mon quotidien en fonction d'elle et de ses dégâts. Je n'ai aucune certitude de pouvoir tomber enceinte un jour, les médecins ne se prononcent pas sur ce sujet bien trop aléatoire selon eux.

La vie avec l'endométriose est digne des plus grandes montagnes russes jamais vues.

Aujourd'hui, elle est ma meilleure ennemie.

Elle m'a appris qu'on n'était jamais seule, on n'en guérit pas, mais, pour autant, il ne faut pas s'avouer vaincue. Nous sommes des millions de femmes à bord de ces montagnes russes, à nous d'en faire une force.

L'endométriose s'est emparée de moi, de mon corps, de ma féminité, elle a pris le contrôle de ma vie, elle me fait souvent douter, chavirer, mais je me relève toujours parce qu'une chose est certaine, je ne la laisserai pas gagner.

À tout ce chemin parcouru et à celui qu'il reste encore à sillonner,

À toi, mon endométriose,

@helloanais

LES SOLUTIONS POUR MIEUX VIVRE AVEC L'ENDOMÉTRIOSE

LES MÉDICAMENTS

Le problème quand on est atteinte d'une maladie peu (re)connue, c'est que le remède ne l'est pas non plus. Depuis toujours, je prends du Spasfon et du Doliprane régulièrement. Mais, au moment des crises, cela ne suffit pas.

Il y a quelques années, un gynécologue m'avait prescrit un médicament qui s'appelle Izalgi. C'est un antalgique associé à du paracétamol, qui empêche la transmission de la douleur, et un opiacé (extrait d'opium) qui agit sur la perception de celle-ci par le cerveau. J'y avais recours quand les antalgiques habituels ne fonctionnaient pas, mais le problème, c'est qu'il me mettait K.-O. et me faisait beaucoup dormir. Impossible, donc, de le prendre lorsqu'on est au travail ou qu'une journée chargée nous attend.

Si je vous parle de simples médicaments tels que le Spasfon ou le Doliprane, c'est que, en vérité, je n'aime pas prendre autre chose. Je suis un peu hypersensible aux médicaments, et il suffit qu'ils soient composés d'une molécule à laquelle je ne suis pas habituée pour que je réagisse très mal.

Un jour, par exemple, mon mari m'a donné un dérivé de somnifère, quelque chose de très léger que l'on trouve en pharmacie sans ordonnance, simplement pour m'aider à m'endormir et à ne plus penser à mes douleurs, qui sont parfois trop intenses, en particulier le soir. Eh bien, dans la nuit, j'ai eu des hallucinations. J'ai eu l'impression que quelqu'un tirait sur la couette puis qu'on me traînait par les pieds. Bref, un vrai film d'épouvante ! Alors que, évidemment, il n'y avait rien du tout.

Autant vous dire que je fais très attention aux médicaments que je prends. Un autre médecin m'a un jour prescrit du Tramadol. Cet antalgique mettait fin à mes souffrances au niveau du ventre, mais je ne faisais que vomir et avais la tête qui tournait, donc, à bien y réfléchir, je préférais rester avec mes douleurs, que je connaissais bien, sans en ajouter de nouvelles !

> **Chaque personne réagit différemment, que ce soit aux médicaments ou à d'autres méthodes de soins. Je partage mon expérience, mais parlez de tout cela avec votre médecin et d'autres spécialistes !**

Après ma seconde grossesse, dont je vous parlerai plus tard, j'ai tout de suite voulu prendre une contraception en continu. D'abord, parce que j'avais peur que ma maladie revienne puissance 10 – ce qui peut arriver après avoir donné naissance –, et surtout parce que l'accouchement s'était tellement mal passé que ça m'avait fait passer l'envie d'avoir un troisième enfant.

Dans mes recherches passées sur les remèdes pour soulager l'endométriose, ce qui revenait le plus était la pilule en continu. J'ai donc opté pour celle-ci. Il y en a plusieurs ; la mienne s'appelait Claréal Gé. C'est un traitement hormonal de première intention, une contraception œstroprogestative[1] qui est utilisée en continu, pour supprimer les règles. Elle est composée de vingt-huit comprimés, à prendre sur quatre semaines. Le seul hic, c'est qu'elle ne protège que vingt et un jours, donc il faut bien faire attention. Pour ma part, cela fonctionne bien. Plus de règles, donc forcément un peu moins de douleurs, mais ne soyons pas utopistes… les souffrances liées à l'endométriose ne peuvent pas disparaître comme par magie, avec une simple pilule. On le sait, mais tant qu'elles sont atténuées, on est bien contente et soulagée !

1. Elle contient deux hormones de synthèse pour bloquer l'ovulation, un œstrogène et un progestatif, d'où son nom.

ET VOUS, QUELS TRAITEMENTS ET QUELLE CONTRACEPTION PRENEZ-VOUS POUR SOULAGER VOS DOULEURS ?

Karine. *Pour ma part, la contraception ne m'a absolument pas apaisée. J'ai été opérée et ménopausée de force à 44 ans, pensant que cela mettrait fin à ces années de souffrance. Malgré tout, les souffrances ont persisté, et je m'en suis remise aux médicaments classiques comme le paracétamol ou les suppositoires, les seuls qui m'apaisent, jusqu'à maintenant, et dont les effets secondaires ne sont pas trop importants. Le seul souci, c'est qu'ils ne soulagent qu'à court terme. Mais, pour l'instant, je n'ai pas trouvé la solution idéale…*

Laeticia. *Pour l'endométriose, on m'a prescrit une contraception en continu, afin d'arrêter complètement mes règles. J'avoue que cela a permis de réduire les douleurs. J'ai également un traitement de fond si besoin, avec de la Ventoline et des antidouleurs. J'ai fait une séance de mésothérapie*[1]*, et cela m'a aidée aussi, pendant un certain temps. J'appréhende maintenant, car j'ai arrêté la pilule pour essayer d'avoir un enfant, et je ne sais pas comment les douleurs vont revenir. Je croise les doigts pour que ce ne soit pas trop fort.*

Lili. *Depuis mes premières menstruations, des douleurs très intenses sont apparues. Autant dire que le Doliprane n'a servi à rien. Pendant des années, j'ai pris de l'Antadys, qui m'a soulagée un minimum. Mais voilà, quelques années après, à 37 ans, ce n'était plus tenable. J'ai vu différents gynécos, et l'un d'entre eux m'a annoncé que j'étais atteinte d'endométriose. Depuis plus d'un an maintenant, je prends une pilule en continu – Diénogest –, et ça a changé ma vie. Alors, non, ça ne soigne pas ma maladie, mais ça m'évite de souffrir continuellement.*

Marlène. *« Endogirl » depuis maintenant trois ans, j'ai arrêté tous les médicaments, y compris la pilule, qui ne calmaient pas mes douleurs, et parfois même, les empiraient. Depuis septembre*

1. Injection de médicaments dans la couche profonde de la peau.

dernier, je suis sous stérilet Kyleena. Je prends également, trois semaines par mois, des compléments alimentaires – bourrache et onagre. Ce petit combo m'aide énormément, et j'ai trouvé, pour moi, la meilleure des solutions à mes douleurs. Il faut parfois tester plusieurs traitements avant de repérer celui qui convient le mieux à notre endométriose.

Adeline. *Je fais également partie des endogirls. Pour ma part, j'ai eu une cœlioscopie à l'annonce de mon endométriose, car elle était profonde. Après deux opérations, le seul traitement qui m'a été donné est celui qui provoque une ménopause artificielle, avec des effets secondaires tels que bouffées de chaleur, fatigue chronique, troubles du sommeil, etc. Je n'ai pas choisi de contraception, parce que nous voulions un bébé. Lorsqu'il est arrivé, j'ai pris une pilule, en attendant de mettre le second en route. Lorsque mon second miracle est venu au monde, j'ai opté pour le stérilet Mirena. Depuis, je revis. Avec la pilule, mes douleurs revenaient constamment, alors que, avec ce stérilet, elles ont disparu. Beaucoup critiquent cette méthode, mais en ce qui me concerne, elle fonctionne.*

Ludivine. *Pour ma part, j'étais sous Lutéran jusqu'à l'année dernière, et je suis passée sous Endovela depuis quelques mois. Je n'ai plus de cycle depuis trois ans, et beaucoup moins de douleurs. J'ai également modifié mon alimentation. Je ne mange plus ni gluten ni lactose, et si je ne fais pas d'écarts, je n'ai pas de crises. Pendant longtemps, j'ai testé plusieurs médicaments et pilules. Après des années, j'ai enfin réussi à trouver ce qui me soulage.*

Anaïs. *Je suis atteinte d'endométriose depuis plus de dix ans. Après plusieurs opérations et traitements peu satisfaisants, je suis maintenant sous pilule Sawis (diénogest). C'est un nouveau traitement pour l'endométriose, avec lequel il y a de très bons résultats. Et j'en bénéficie ! Plus de douleurs. Je revis et peux enfin faire du sport et des activités normales sans souffrir !*

ATTENTION À CERTAINS MÉDICAMENTS

En faisant des recherches sur les traitements médicamenteux, et par l'intermédiaire de mon gynécologue, j'ai été alertée sur certains d'entre eux. Notamment sur Lutéran et Lutényl, qui sont des progestatifs à base d'acétate de nomégestrol et d'acétate de chlormadinone. Ces médicaments ont été associés à un surrisque de développer un méningiome, reconnu par les autorités sanitaires françaises[1].

Anne-Sophie. Depuis plus de cinq ans, je vis avec des douleurs atroces, que ce soit pendant les règles, pendant les rapports, ou en dehors. J'ai consulté plusieurs médecins, mais en vain. Les douleurs étant toujours présentes, année après année, sans que je sache ce qui se tramait exactement au fond de moi. J'ai longtemps cherché des solutions pour calmer ces douleurs, avec l'aide de mon médecin de l'époque, qui m'a alors prescrit de l'Ibuprofène, du Doliprane et du Spasfon. J'ai été en essais bébé pendant trois ans, et cela n'a rien donné, alors que nous n'avions, mon mari et moi, aucun souci à ce niveau-là – à notre connaissance. Après avoir vu plusieurs gynécologues et échographistes, l'info est tombée… j'étais atteinte d'endométriose ! À ma grande surprise, on m'a également dit que ce qui m'empêchait d'avoir un bébé n'était pas ma maladie, dont le stade n'était pas trop avancé, mais l'Ibuprofène !

Mon gynécologue actuel, qui est génial, est spécialiste de l'endométriose, et il m'a suggéré de regarder ce qu'il était écrit sur la notice de ce médicament, et plus particulièrement les effets indésirables. Effectivement, il est indiqué : « Si vous êtes une femme, IBUPROFEN EG 400 mg, comprimé pelliculé, peut altérer votre fertilité. Son utilisation n'est pas recommandée chez les

1. Agence nationale de sécurité du médicament et des produits de santé, « Consultation publique sur les traitements Lutényl, Lutéran et leurs génériques et le risque de méningiome », séance du 16 décembre 2020.

femmes qui souhaitent concevoir un enfant. » *J'en prenais pour soigner mes douleurs, et c'est ce qui m'empêchait de tomber enceinte! Et tu sais quoi? Un mois après l'arrêt, j'attendais mon bébé! Après trois années d'échec pendant lesquelles je prenais ce médicament! Je ne remercierai jamais assez mon médecin, qui m'a ouvert les yeux et conseillée au mieux.*

Peu importe le médicament que vous utilisez pour soulager vos douleurs liées à l'endométriose, lisez toujours les notices, et surtout les effets indésirables, les avertissements, précautions et mises en garde spéciales !

Quels sont les traitements médicamenteux pour soulager les douleurs et limiter l'évolution de la maladie?

Réponse du docteur Michel Mouly, gynécologue, chirurgien et obstétricien :

Je rappelle que le meilleur traitement de l'endométriose est la **prévention** chez la jeune fille qui se plaint de douleurs au moment des règles. Celles-ci ne sont pas à négliger pour éviter de faire tarder le diagnostic d'endométriose. **Il faut être bienveillant.**

Même chez une jeune fille vierge, après avoir tenté les anti-inflammatoires non stéroïdiens AINS (Antadys, Nurofen…) et effectué un bilan sanguin sérieux, il ne faut pas hésiter à mettre la patiente sous « contraception œstroprogestative adaptée » surtout à notre époque avec le diénogest, une progestatif qui cible l'endométriose.

LA CHIRURGIE

Si vous allez consulter votre médecin ou votre gynécologue et qu'il y a une suspicion d'endométriose, il y aura d'emblée deux types de traitements conventionnels qui vous seront conseillés, comme ce fut mon cas : la pilule et la chirurgie qui consiste à éliminer les cellules endométriales dans la zone concernée. Pour ma part, j'ai préféré éviter la chirurgie autant que possible, car le risque de récidive varie entre 20,5 % (dans les trois ans) et 43,5 % (dans les cinq ans) après l'opération[1].

Cependant, comme on le dit souvent, il n'existe pas une forme d'endométriose, mais plusieurs, chaque femme réagit donc de manière différente à un traitement ou à une opération. Dans tous les cas, le mieux avant d'accepter n'importe quelle intervention est de vous confier à vos proches, ainsi qu'au corps médical qui vous suit. Avoir plusieurs avis vous aidera certainement à faire le meilleur choix. Peut-être que pour vous le traitement médical ne sera plus assez efficace pour calmer les douleurs et que la chirurgie sera inéluctable !

Quelles sont les différentes options chirurgicales pour soulager les douleurs et limiter l'évolution de la maladie ?

Réponse du docteur Michel Mouly, gynécologue, chirurgien et obstétricien :

L'option chirurgicale doit être dans des mains expertes avec des chirurgiens spécialisés sur l'endométriose, compétents en chirurgie générale et connaissant les problèmes de fertilité possibles. Il faut savoir réaliser une kystectomie sans léser la réserve ovarienne, réparer ou enlever

1. Vignali M., Bianchi S., Candiani M, .Spadaccini G, .Oggioni G, .Busacca M., « Surgical treatment of deep endometriosis and risk of recurrence », *J Minim Invasive Gynecol*, 2005, 12:508-13.

une trompe s'il le faut, détruire des lésions d'endométriose au laser si besoin : **restituer une anatomie fonctionnelle**.

Devant une atteinte digestive, il est nécessaire de travailler en double équipe : chirurgiens gynécologique et digestif.

Chez une femme jeune, n'ayant pas eu de grossesse porteuse d'une endométriose correctement opérée, il faut penser à la cryoconservation des ovocytes.

En termes de traitement chirurgical, la cœlioscopie et les techniques mini-invasives, qui permettent d'intervenir sur les organes par de petites incisions, sont celles qui sont le plus souvent utilisées. Dans certains cas, une laparotomie, c'est-à-dire une ouverture plus large de l'abdomen, peut être nécessaire. Les médecins essaient d'éviter au maximum l'opération des ovaires, pour préserver au mieux la fertilité des patientes. Je me souviens de ce praticien qui m'avait rassurée en me disant qu'il ferait tout son possible, justement, pour laisser mes ovaires intacts et que je puisse donner la vie malgré ma maladie. J'ai toujours gardé cette phrase dans le coin de ma tête, en me disant : « Tant que j'ai mes ovaires, on peut y aller et y croire encore ! »

Voici plusieurs des opérations envisageables :

- L'intervention la plus courante est le retrait des kystes endométriosiques. Pour cela, il existe plusieurs techniques, telles que la kystectomie, l'ablation ou la vaporisation, la sclérothérapie ou l'alcoolisation – non, ce n'est pas à boire, mais à mettre à l'intérieur du kyste afin de détruire la couche endométriale interne, sans affecter le tissu ovarien sous-jacent – et enfin, la ponction-aspiration ou le drainage. Toutes ces méthodes sont, encore une fois, plus ou moins adaptées à votre endométriose, d'où l'importance de voir tout cela avec votre médecin, et de pouvoir évaluer toutes les possibilités.
- On peut aussi vous proposer une exérèse, qui consiste à détruire les lésions causées par la maladie (lorsqu'elles sont

millimétriques et d'épaisseur inférieure à 1 mm), aux ciseaux, au bistouri, aux ultrasons, à l'énergie plasma ou au laser. Elles peuvent être également être détruites par vaporisation ou par ablation avec du courant électrique, par exemple – les lésions sont alors transformées en fumée. Le seul inconvénient de cette technique, c'est qu'elle n'est pas adaptée pour les lésions les plus profondes, car seule la partie superficielle est détruite.

- Après avoir réalisé une radio pour vérifier la perméabilité des trompes (hysterosalpingographie), le médecin peut être amené à réaliser l'ouverture des trompes si elles sont fermées ou presque (plastie tubaire). C'est ce qui m'est arrivé ! Il faut parfois enlever entièrement la trompe quand elle est non réparable.
- Il existe également une opération qui s'appelle l'hystérectomie. C'est un geste médical chirurgical qui consiste à retirer une partie ou la totalité de l'utérus, et qui est fréquemment associé à la chirurgie de l'endométriose, lorsque les femmes présentent une adénomyose – usuellement définie comme de l'endométriose interne à l'utérus – et qu'elles ne veulent plus avoir d'enfant. Cette intervention augmente les chances de faire disparaître les douleurs.

D'autre part, les médecins ont remarqué qu'avec la ménopause, c'est-à-dire le moment où les ovaires cessent de fonctionner, ce qui entraîne une chute d'œstrogènes, les symptômes dus à l'endométriose disparaissaient dans 90 % des cas. Il est donc possible d'envisager, avec votre médecin, la provocation d'une ménopause artificielle, en passant soit par un traitement médicamenteux, soit par une intervention chirurgicale.

Je ne le répéterai jamais assez : il est important d'aller consulter dès les premiers symptômes, afin d'être prise en charge rapidement et d'éviter le pire. Car s'il existe des techniques et des opérations pour soigner les conséquences de la maladie, on ne guérit pas de cette dernière. Il faut vivre et composer avec elle, écouter votre corps et consulter dès que la moindre douleur vous semble suspecte.

ET VOUS, AVEZ-VOUS EU RECOURS À LA CHIRURGIE ?

Aurélie. *Après trois ans de douleurs, ma gynécologue a décidé de me prescrire une I.R.M., et l'on a découvert une endométriose profonde. J'ai alors subi une cœlioscopie, grâce à laquelle on m'a enlevé quatre kystes et un fibrome[1]. Depuis l'opération, les douleurs se sont calmées. Par moments, j'ai encore des saignements, mais ils sont moindres comparés à ceux que j'avais avant.*

Samantha. *Pour soigner mon endométriose, mon seul recours a été la chirurgie. Je pense aussi que la pilule en continu a permis d'éviter une récidive. Mon souci est que j'ai de l'adénomyose, donc pour les douleurs liées à cela, rien ne fait effet. Même la ménopause artificielle n'a pas apporté de résultats. Mais pour l'endométriose, l'opération a été bénéfique.*

J'ai subi une laparotomie. Ce sont deux petites incisions en bas du ventre – au départ, on ignorait que c'étaient des nodules[2] d'endométriose, on l'a découvert après analyse des nodules retirés. Après cette intervention, j'ai passé une I.R.M., et l'on a vu qu'il restait des nodules. J'ai aussi eu trois cœlioscopies en peu de temps, pour vérifier qu'il n'y avait pas d'autres lésions dues à l'endométriose. Par chance, ce n'était pas le cas. En ce qui concerne la pilule en continu, j'en ai testé énormément, et je ne saurais dire laquelle est à éviter. Mais elles se ressemblent et ont une bonne efficacité pour la plupart, selon mon expérience. Le fait de ne plus avoir mes règles a vraiment ralenti les choses.

1. Tumeur bénigne développée à partir de tissu fibreux.
2. Formation anormale sous la peau, bénigne ou maligne.

LES REMÈDES NATURELS

L'ALIMENTATION

Pour essayer de calmer mes douleurs, j'ai tenté des méthodes un peu plus naturelles. Pour commencer, l'alimentation ! Je ne sais pas si vous le savez, mais ce point est primordial pour éviter d'avoir des douleurs trop importantes quand on est atteinte d'endométriose. À l'origine, déjà, l'alimentation règle pas mal de problèmes, mais, dans notre cas, elle participe à éviter les inflammations.

Pour être sûre de ce que je devais ou ne devais pas consommer pour bien vivre avec cette maladie, j'ai fait appel à la cheffe Céline de Sousa, avec qui je suis en contact depuis plusieurs années pour l'alimentation de ma fille. Céline et la diététicienne Anne-Charlotte Garet se renseignent beaucoup sur l'endométriose, puisqu'elles en sont elles-mêmes atteintes. Elles cherchent donc des solutions pour elles, mais aussi pour les autres, et m'ont beaucoup aidée.

Elles ont eu les mots que j'ai entendus toute mon enfance, et que je répète aussi à ma fille : « Mange des légumes ! Cuits ou crus, comme tu veux, mais manges-en beaucoup et souvent. » Comme quoi, ce n'est pas un mythe ! C'est bon pour la santé, ça peut résoudre beaucoup de problèmes, et notamment réduire les douleurs dues à l'endométriose. En parallèle, il y a bien sûr des aliments à éviter. Tout cela est bon à savoir.

Après tout, ça ne mange pas de pain d'être au fait de ce qui est bon pour nous, si ça peut nous éviter de (re)passer par la case chirurgie !

En quoi l'alimentation peut-elle soulager ?

Réponse de la diététicienne et coauteure du livre Soulager l'endométriose grâce à une alimentation anti-inflammatoire[1], *Anne-Charlotte Garet :*

L'alimentation anti-inflammatoire joue à la fois sur le terrain des lésions d'endométriose et sur l'intensité de l'activité des œstrogènes, qui peuvent également stimuler l'inflammation – et inversement. L'objectif de cette alimentation est d'atténuer les troubles du transit, de diminuer les douleurs, de réduire la fatigue et les troubles de l'humeur, pour ainsi gagner en confort de vie.

ALIMENTS À PRIVILÉGIER[2] :

- légumes cuits et crus, à varier ;
- huiles riches en oméga 3 (colza, lin, chanvre, caméline, noix...) ;
- quelques fruits dans la journée ;
- viandes maigres à varier ;
- un poisson gras par semaine (saumon, hareng, anchois, sardine, maquereau) ;
- fruits, oléagineux (amandes, noix, noisettes) et graines (lin, chia, courge, sésame...) ;
- légumes secs ;
- soja (le moins transformé possible, comme le tofu ferme) ;
- épices et aromates (curcuma, gingembre, cannelle, thym, romarin) ;
- produits bruts, peu raffinés et transformés (de préférence bio ou issus d'une agriculture raisonnée, en respectant la saisonnalité).

ALIMENTS À LIMITER OU À ÉVITER :

- viande rouge ;
- viande grasse (agneau, mouton...) ;
- charcuterie (saucisse, merguez, chipolata...) ;

1. Larousse, 2022.
2. Ces aliments doivent être consommés régulièrement. Une surconsommation n'est jamais idéale.

- huiles riches en mauvaises graisses et pro-inflammatoires (coco, palme, tournesol, pépins de raisin, beurre, margarine hydrogénée) ;
- sucre raffiné et produits sucrés (bonbons, gâteaux, miel, confiture...) ;
- café (accentue les troubles du transit en cas d'hypersensibilité) ;
- alcool ;
- gluten (seigle, avoine, blé, orge, triticale), en cas de surconsommation ou d'une hypersensibilité constatée ;
- produits laitiers d'origine animale, à limiter ou à éviter en cas d'hypersensibilité aux protéines laitières ;
- produits transformés
- plats préparés industriels ;
- accumulation d'aliments riches en mauvaises graisses.

SES CONSEILS AUX ENDOGIRLS :

Intégrez plus de légumes cuits à vos repas ! Grâce aux fibres qu'ils contiennent, ils aident à diminuer l'intensité de l'activité des œstrogènes, font barrière aux mauvaises graisses et régulent la glycémie (taux de sucre dans le sang[1]) lorsqu'ils sont associés à des féculents.

Essayez de diminuer les produits sucrés raffinés : utilisez de la compote de pommes ou une banane écrasée dans vos préparations, afin d'éviter le sucre blanc raffiné. Ou bien, remplacez-les par certains sucres comme le sucre de coco ou le sirop d'érable, qui auront un impact plus intéressant sur la glycémie.

Pour allier plaisir et alimentation anti-inflammatoire, voici quelques recettes tirées de son livre *Soulager l'endométriose grâce à une alimentation anti-inflammatoire* coécrit avec la cheffe Céline de Sousa[2].

1. Les sucres rapides complexes favorisent l'inflammation.
2. Larousse, 2022.

Pour la petite histoire, je l'avais contactée il y a quelques années *via* mes réseaux sociaux, afin qu'elle me donne quelques conseils sur les aliments à privilégier pour la santé de ma fille. C'est une cheffe qui cuisine de tout et pour tout le monde, mais elle a également écrit un livre avec plein de recettes pour les tout-petits. À la suite de ce premier échange, on a gardé contact et continué à discuter régulièrement. Un jour, en suivant mes *stories*, elle a vu que j'étais atteinte d'endométriose, tout comme elle. Elle m'a alors parlé de son livre et de ses recettes pour aller mieux au quotidien. Elle était enchantée à l'idée que j'en écrive un sur le sujet, et m'a proposé de partager quelques recettes avec moi, pour que je puisse en profiter, mais aussi pour vous. Je vous les transmets ci-après. Ainsi, vous irez mieux et deviendrez en plus de vraies petites cheffes cuistotes !

Pour ma part, cuisiner est un fardeau quand mes douleurs sont présentes. Je ne peux et ne veux rien faire. Mais dès que ma maladie me laisse un peu tranquille, je prends plaisir à me mettre aux fourneaux pour toute la famille. J'aime découvrir de nouveaux plats, de nouvelles saveurs, et ce qui me plaît encore plus, c'est de cuisiner pour les gens que j'aime. Voici donc les recettes dont toute la famille pourra profiter, et qui, j'espère, vous aideront au quotidien, comme remèdes naturels. Pour vous, Céline a conçu des repas sur une journée type, allant du petit déjeuner au dîner. Bon appétit !

PETIT DÉJEUNER

Pancakes à la banane et à la coco

(Possibilité de les servir avec un lait d'amande chaud au cacao pur, ou avec une infusion.)

DÉJEUNER

Papillotes de cabillaud aux petits légumes

Crumble à l'ananas

DÎNER

Chili sin carne

Mousse au choco-avocado

Pancakes à la banane et à la coco

Pour 2 ou 3 personnes
Préparation : 10 min
Repos : 5 min
Cuisson : 1-2 min par pancake

INGRÉDIENTS

- 1 banane
- 80 g de farine de coco
- 3 œufs
- ½ cuill. à café de levure chimique (sans gluten) ou de bicarbonate
- 1 cuill. à café de cannelle
- 1 cuill. à soupe d'huile de coco
- 5 cl de lait
- Huile de noisette pour la cuisson

PRÉPARATION

Mélangez les œufs avec la banane écrasée.

Ajoutez la farine de coco, la levure, la cannelle et l'huile de coco, puis mélangez pour obtenir une pâte bien lisse.

Ajoutez le lait petit à petit afin d'obtenir une pâte un peu plus liquide. Elle doit rester épaisse.

Dans une poêle chaude et légèrement huilée, faites cuire les pancakes comme des crêpes (mais en les faisant plus petits), une à deux minutes, en les retournant.

Réservez au chaud.

ASTUCE DE CHEF : dégustez les pancakes avec une salade de fruits frais ou un bon jus de fruits.

Papillotes de cabillaud aux petits légumes

Pour 4 personnes
Préparation : 10 min
Cuisson : 40 min

INGRÉDIENTS

- 4 filets de cabillaud
- 4 carottes
- 1 courgette
- 250 g de tomates cerises
- 2 échalotes
- 1 morceau de gingembre
- Quelques feuilles de persil
- Huile d'olive
- Sel et poivre

PRÉPARATION

Préchauffez votre four à 180 degrés.

Pelez les carottes, taillez-les en dés. Faites de même pour la courgette. Coupez les tomates cerises en deux.

Épluchez et hachez finement les échalotes et le gingembre. Placez tous les légumes sur quatre feuilles de papier sulfurisé.

Déposez-y les filets de cabillaud et versez un filet d'huile sur chacun d'eux.

Parsemez de persil haché. Salez, poivrez.

Refermez les papillotes et placez-les sur la plaque de votre four. Enfournez pour environ 40 min.

ASTUCE DE CHEF : pour plus de moelleux, vous pouvez cuire les papillotes 1 heure, à 120 degrés.
Dégustez bien chaud, avec du riz ou un autre féculent.

Crumble à l'ananas

Pour 6 à 8 personnes
Préparation : 10 min
Cuisson : 20 min

INGRÉDIENTS

- 900 g d'ananas pain de sucre
- 100 g d'amandes en poudre
- 100 g de noix en poudre
- 60 g de noisettes en poudre
- 2 cuill. à café de cannelle
- 40 g d'huile de coco
- 40 g de sirop d'érable

PRÉPARATION

Préchauffez votre four à 180 degrés.

Dans un saladier, mélangez les amandes, noix et noisettes en poudre, ainsi que la cannelle, avec l'huile de coco et le sirop d'érable.

Réservez au frais.

Épluchez l'ananas et coupez-le en dés. Déposez ces derniers dans un plat à gratin.

Saupoudrez du mélange de fruits à coque, et enfournez pour 20 min.

Chili sin carne

Pour 4 personnes
Préparation : 10 min
Cuisson : 30 min

INGRÉDIENTS

- 400 g de haricots rouges cuits
- 400 g de tomates concassées
- 100 g de maïs doux
- 2 carottes
- 1 poivron rouge
- 1 oignon
- 4 gousses d'ail
- 1 cuill. à soupe de cumin
- 1 cuill. à café de coriandre
- 20 cl de bouillon de légumes (sans gluten)
- 1 cuill. à soupe de sauce Worcestershire
- ¼ de bouquet de persil
- Huile d'olive
- Sel et poivre

PRÉPARATION

Émincez finement l'oignon. Pelez, dégermez et écrasez l'ail.

Épluchez les carottes et taillez-les en petits dés. Épluchez le poivron, épépinez-le et taillez-le en lamelles.

Dans une cocotte, faites revenir l'oignon dans un filet d'huile d'olive. Ajoutez l'ail, les carottes et le poivron.

Laissez cuire quelques minutes à feu vif en remuant, puis ajoutez les épices. Ajoutez les haricots rouges égouttés, les tomates concassées, le maïs et le bouillon.

Enfin, ajoutez la sauce Worcestershire, le sel et le poivre. Mélangez et laissez mijoter 20 min, à feu doux et à couvert.

Au moment de servir, parsemez de persil haché.

ASTUCE DE CHEF : servez le chili sin carne avec du riz ou du quinoa.

Mousse au choco-avocado

Pour 4 à 6 personnes
Préparation : 10 min
Réfrigération : 2 heures

INGRÉDIENTS

- 80 g de cacao non sucré
- 3 avocats bien mûrs
- 80 g de sirop d'agave ou 3 cuill. à café de stévia
- 8 cl de lait de coco

PRÉPARATION

Épluchez et dénoyautez les avocats.

Déposez la chair dans un mixeur. Ajoutez le cacao, le sirop d'agave et le lait de coco, puis mixez à vitesse maximale.

Répartissez la mousse dans des verrines et réservez au frais au moins 2 heures.

ASTUCE DE CHEF : Au lieu du lait de coco, optez pour du lait d'amande ou une boisson végétale à la noisette.

« ET VOUS, EN QUOI L'ALIMENTATION A-T-ELLE CHANGÉ VOTRE QUOTIDIEN ? »

Carie. *En tant qu'endogirl, je peux dire que ce qui m'a bien aidée, c'est de changer mon alimentation. Je suis passée de la consommation quasi quotidienne de produits ultra-transformés à celle de produits frais et préparés par mes soins – mais pas seulement. J'ai suivi des conseils sur l'alimentation anti-inflammatoire et à index glycémique bas. Je ne suis pas complètement guérie, évidemment, mais ma qualité de vie s'est améliorée.*

LE SPORT

Il ne faut pas sous-estimer votre force mentale, qui peut, dans la plupart des cas, apaiser à elle seule vos souffrances physiques. Pour me battre contre mon endométriose, j'ai réuni toute ma force mentale, et j'ai voulu surmonter la douleur en me bougeant davantage.

> **Avec cette affection, on pourrait avoir tendance à rester clouée au lit tant les souffrances sont invalidantes, mais si je peux vous donner un petit conseil, les endogirls : levons-nous et allons la mettre K.-O., cette maladie !**

Regroupons le peu de force qui nous reste certains jours, pour reprendre du poil de la bête. Mes douleurs sont toujours présentes, elles sont parfois plus intenses, mais lorsque je les ressens en continu, je m'accorde du temps pour moi et je vais faire du sport. N'importe quelle activité : course à pied, vélo, boxe, danse, zumba.

Suivez vos envies, et ne vous dites pas « L'endométriose ne me le permet pas ». Non, allez-y, foncez, pratiquez le sport que vous souhaitez, et vous verrez que ça vous fera le plus grand bien ! Non seulement ça vous redonnera le moral, mais votre corps prendra le dessus, parce que vous lui montrerez que vous ne vous laissez pas abattre. J'ai remarqué que, après chaque séance, mes douleurs étaient moins fortes, qu'elles me laissaient du répit.

J'ai aussi noté un changement lorsque j'ai commencé le yoga. Le fait de m'étirer, de renforcer mes muscles et d'améliorer ma souplesse m'aidait non seulement à aller mieux, mais éliminait aussi mon stress. Et, c'est bien connu, avec cette maladie inflammatoire, plus vous êtes stressée, plus vous avez mal. Le yoga me semble donc être un excellent moyen de me détendre. Ça vous fera du bien à vous, et à votre endométriose ! C'est un sport que nous pouvons pratiquer même pendant nos règles. J'y vais pendant cette période, et cela permet d'atténuer mes douleurs.

Récemment, pendant les deux mois de vacances scolaires, étant constamment avec les enfants, hors de ma routine, je n'ai pas pu continuer mes séances de yoga, et je peux vous assurer que j'ai vu la différence au niveau des douleurs éprouvées. J'ai retrouvé ces douleurs atroces, comparables à des coups de poignard, ces brûlures, un ventre gonflé – comparable à celui d'une femme enceinte de quatre mois au moins ! Quand j'ai repris le yoga et mieux géré mon stress, les choses sont rentrées dans l'ordre, avec une douleur supportable. On ne guérit pas de l'endométriose avec le sport, mais on peut modifier les zones du cerveau qui sont impliquées dans la gestion de la douleur. Avec le yoga, on apprend à devenir maître de son corps, que ce soit à travers la pensée, les différentes positions et la maîtrise du souffle.

Cette maîtrise du souffle et ce calme se retrouvent aussi dans la méditation. Cela permet de réguler vos émotions, de détourner l'attention des sensations désagréables et de diminuer la douleur. Pour avoir testé ces techniques, et étant très stressée au quotidien, je peux vous dire que sur moi, ça fonctionne.

Je suis sûre que vous trouverez également votre échappatoire à cette souffrance. N'oubliez pas, vous êtes maîtresse de votre corps et de votre esprit, vous pouvez trouver en vous et autour de vous le moyen d'être plus forte que cette maladie et d'améliorer votre quotidien.

« ET VOUS, EN QUOI LE SPORT A-T-IL CHANGÉ VOTRE VIE ? »

Marie-Agnès. À la suite de plusieurs opérations et d'années de douleurs, j'ai fini par développer une tumeur cancéreuse gradée à mon dernier ovaire, fin 2018. On ne sait pas à quoi cela était dû, mais la conséquence, c'est qu'à 32 ans, on m'a retiré mon dernier ovaire. Je ne pourrai donc plus avoir d'enfant biologique. J'aurais pu sombrer, mais cette énième injustice (après la perte de mon emploi et ma séparation) a fait grandir en moi une réelle envie de me battre pour vivre ! J'ai demandé aux médecins une année de pause médicale, et j'ai décidé de chercher MA solution, celle qui était adaptée à mon endométriose. Car, comme on dit souvent, il n'y en a pas une, mais autant qu'il y a de femmes atteintes par cette maladie.

J'ai voyagé seule, j'ai commencé la boxe thaïlandaise, le yoga et le sport de manière générale. Je me suis mise à noter, au fur et à mesure, tous les événements/aliments/états physiques et/ou psychologiques qui déclenchaient des crises. J'ai donc trouvé ma routine, celle qui me permet de vivre avec mon endométriose. J'ai compris que l'activité physique avait un impact positif sur la gestion de mes crises, que certains aliments augmentaient mes douleurs, et que les états négatifs (stress/anxiété) étaient les éléments déclencheurs principaux de mes crises. Début 2020, j'ai quitté mon travail dans l'immobilier, et décidé de devenir fertile à ma manière. Je souhaitais être coach sportive et aider les autres à prendre soin d'eux. J'ai compris que le sport est un médicament pour le corps et pour l'esprit, et je suis coach depuis 2021 !

Cindy. *J'ai été diagnostiquée, il y a trois ans maintenant, d'une forme d'endométriose sévère digestive, d'un SOPK[1] et du syndrome du côlon irritable.*

Pour réduire mes douleurs, qui devenaient insupportables, mon médecin m'a mise sous ménopause artificielle (Gonapeptyl), et cela m'a beaucoup soulagée. Depuis, j'ai beaucoup moins de douleurs. Mais ce qui a été le plus efficace pour moi, c'est de faire du sport trois fois par semaine. Quand je n'en fais pas, je sens la différence pendant mon cycle. Le sport m'aide beaucoup à réduire et à espacer mes douleurs.

1. Le syndrome des ovaires polykystiques est dû à un dérèglement hormonal et entraîne notamment une élévation du taux de testostérones.

LA NATUROPATHIE

La naturopathie fait partie des plus anciennes pratiques de santé du monde, tout comme la médecine traditionnelle chinoise – entre autres. C'est une méthode qui soigne, mais également qui prévient. Elle a pour but de préserver le corps en bonne santé, notamment à travers l'alimentation et l'hygiène de vie. Cette pratique nous encourage à écouter notre corps et ses besoins, afin d'optimiser ses réflexes de guérison.

Pourquoi essayer la naturopathie ?

Réponse de la naturopathe Manon Borderie, qui accompagne les femmes atteintes d'endométriose :

QU'EST-CE QUE LA NATUROPATHIE ?

La naturopathie s'appuie sur des mécanismes d'autorégulation du corps qui siègent en chaque personne, afin d'améliorer son état de santé général, *via* des remèdes naturels uniquement. Le praticien peut utiliser pléthore de techniques, selon la problématique de la personne : la gemmothérapie, la phytothérapie, l'aromathérapie, l'alimentation, l'hydrothérapie, etc. La naturopathie ne vient pas remplacer la médecine, elle est simplement un appui supplémentaire pour que la personne se rétablisse au plus vite, ou conserve sa santé au beau fixe.

EN QUOI PEUT-ELLE SOULAGER L'ENDOMÉTRIOSE ?

En naturopathie, l'endométriose est vue comme un symptôme, l'expression d'un déséquilibre beaucoup plus profond du corps. En l'occurrence, elle est le reflet d'une double problématique : une inflammation et un déséquilibre hormonal, que l'on appelle une hyperœstrogénie relative. En effet, dans le cadre d'un cycle menstruel sain, les œstrogènes et la progestérone sont plus ou moins équilibrés. Or, en cas d'endométriose, on note soit un excès d'œstrogènes, soit une carence en progestérone, soit les deux – ce qui exacerbe les symptômes. Ainsi, en intervenant sur l'inflammation et sur ce déséquilibre hormonal, on peut agir en profondeur sur cette pathologie.

D'un point de vue clinique, on va d'abord tenter de dresser le profil hormonal de la personne. Le mieux étant de travailler main dans la main avec le gynécologue ou la sage-femme de la personne suivie. En effet, le corps médical est habilité à prescrire le dosage des hormones telles que FSH, LH, œstradiol et progestérone, ce que ne peut faire un naturopathe. Or, cela peut véritablement nous donner un angle de vue plus précis sur les symptômes.

En règle générale, on notera les symptômes suivants :

- **Excès d'œstrogènes** : les kystes, les migraines, les règles longues, abondantes et douloureuses.
- **Carence en progestérone** : des seins sensibles ou durs avant les menstruations, un cycle court (moins de 28 jours), le spotting – petits saignements en dehors de la période des règles – et les fausses couches.

À partir de là, une fois que l'on a établi le profil hormonal de la femme, on peut utiliser différentes techniques pour l'accompagner.

POUR RÉGULER LES ŒSTROGÈNES

- Le chardon-Marie, sous forme de gélules (marque Sunday Natural® ou Herbolistique®).
- Le magnésium associé à de la vitamine B6.
- Le DIM, une molécule qui permet d'éliminer les œstrogènes en excès (marque Sunday Natural®).
- Le bourgeon de framboisier[1].
- Des fibres des carottes crues, ou celles des brocolis cuits.

Par ailleurs, on veille à ce que la personne ait un transit correct, car l'élimination des œstrogènes passe également par des selles quotidiennes.

POUR BOOSTER LA PROGESTÉRONE

- Le bourgeon de pommier, sous forme de gouttes.

1. On l'utilise en gemmothérapie, une forme de phytothérapie qui se sert des bourgeons de plantes ou d'arbres mis à macérer avec de la glycérine et de l'alcool, pour en extraire les principes actifs.

- Le gattilier, sous forme d'infusions, décoctions ou gélules, – sauf s'il y a des antécédents de cancer hormono-dépendant dans la famille.
- L'alchémille, sous forme d'infusions, décoctions ou gélules.
- Le zinc, la vitamine B6 et la vitamine E, cofacteurs d'une bonne production de progestérone. Ainsi, on demandera à la personne de veiller à inclure ces trois micronutriments dans son alimentation, voire de se supplémenter si nécessaire, en cas de carence avérée. Les graines de courge, les abats, le steak haché, le jaune d'œuf, l'huître sont des aliments particulièrement riches en zinc. Les céréales complètes, le saumon, la banane, la dinde, le poulet, la pomme de terre sont riches en vitamine B6. L'avocat, l'huile de germe de blé, l'huile de tournesol oléique, l'amande sont riches en vitamine E.

On veillera aussi à ce que la personne mange en conséquence et ne fasse pas de jeûne, même intermittent, ce dernier ayant tendance à créer une carence en progestérone. En effet, le jeûne intermittent induit une montée du cortisol, et la production de celui-ci se fait au détriment de la progestérone.

POUR RÉDUIRE L'INFLAMMATION

- Quel que soit le bilan hormonal, il est primordial d'opter pour une hygiène de vie anti-inflammatoire. En premier lieu, limiter au minimum toutes sources de stress. Si l'on s'y sait sensible, il faudra à tout prix le juguler en trouvant une technique qui nous fait du bien : la respiration – cohérence cardiaque ou respiration carrée, par exemple – la méditation, le yoga, le sport, la course à pied… il appartient à chacune de trouver son exutoire.
- Certains micronutriments, comme le magnésium, peuvent être utiles en cas de stress intense. Il peut être sage de se complémenter si nécessaire.
- Une alimentation riche en fruits et légumes, sources d'antioxydants – composés qui luttent contre le vieillissement cellulaire –, et en fibres – qui aident à avoir un transit régulier, et donc à l'élimination œstrogénique, et *in fine* à la régulation hormonale – est central. On limitera autant que possible les produits au lait de vache, qui sont sources d'œstrogènes, ainsi que le gluten, une protéine contenue dans certaines céréales, qui cause de l'inflammation, du fait de la mutation des

gènes du blé – aujourd'hui très hybridé. Bien évidemment, l'alcool est également peu recommandé en cas d'endométriose. On privilégiera les protéines animales de qualité, que l'on retrouve notamment dans les petits poissons gras – sardines et maquereaux principalement –, riches en oméga 3, un acide gras anti-inflammatoire. Mais également le poulet, la dinde et les œufs – dont le jaune est riche en vitamines du groupe B et en zinc.

- Éviter l'eau du robinet qui peut contenir des perturbateurs endocriniens, la filtrer ou acheter de l'eau en bouteille faiblement minéralisée est vivement recommandé.
- Un sommeil de qualité et réparateur, une vie émotionnelle équilibrée, des relations stables sont aussi autant d'éléments qui participent au bien-être général.

L'accompagnement de l'endométriose se fait donc à plusieurs niveaux, et le naturopathe a toute sa place pour aiguiller les femmes et soulager ses symptômes.

Personnellement, je n'ai pas encore testé toutes les techniques de naturopathie. Je prends des compléments alimentaires recommandés par mon mari, très informé sur le sujet en raison de son métier. Il m'a conseillé des vitamines et compléments tels que le magnésium, le curcuma, le collagène et les oméga 3, qui sont de très bons anti-inflammatoires.

Je prends également des tisanes naturelles de queues de cerise, reconnues pour éviter les ballonnements, aider à la digestion et à dégonfler le ventre. Ce sont des cures à faire chaque soir, pendant trois semaines. Depuis que j'ai testé cela, je peux m'endormir sans souffrir. J'ai beaucoup moins de douleurs, alors qu'elles survenaient plus souvent en fin de journée. Vraiment, testez, pour moi c'est radical ! Demandez à votre *babe* – oui, c'est le surnom que je donne à mon mari, alors chacun son *babe* – de vous apporter une tisane avec une bouillotte (rien de tel que la méthode de nos chères grands-mères pour soulager les maux de ventre) et de vous faire un bon massage pour vous détendre au maximum.

Dites-lui que c'est pour que vous viviez mieux votre endométriose. En plus, ça marche !

Lorsqu'on est atteinte d'endométriose, on le vit mieux si l'on arrive à gérer son stress, à se relâcher, si l'on est épaulée au quotidien. Le remède le plus naturel – et tout aussi efficace que les autres – reste donc le soutien de vos proches et/ou de votre conjoint. Nous nous sentons tellement seules avec cette maladie, nous nous renfermons sur nous-mêmes, alors quand nous trouvons une personne qui nous comprend et qui nous aide, ça fait un bien fou, moralement et physiquement, et ça vaut tous les médicaments du monde ! Bon, OK, j'exagère peut-être un peu, mais croyez-moi, être soutenue rend la situation moins difficile à supporter.

« ET VOUS, QUELLES MÉTHODES NATURELLES AVEZ-VOUS ADOPTÉES POUR SOULAGER VOS DOULEURS ? »

Sarah. *Pour ma part, j'ai été diagnostiquée après un long chemin médical… Il y a deux ans, on m'a proposé une ménopause artificielle, que j'ai acceptée, mais qui a malheureusement entraîné plein d'effets secondaires… J'ai donc décidé d'envoyer balader tous les médicaments et de rechercher des solutions naturelles.*

À ce moment-là, j'ai consulté une naturopathe, qui m'a conseillé d'éliminer et/ou de diminuer les aliments dits inflammatoires. J'ai également travaillé sur l'acceptation de la maladie, afin de gérer la douleur grâce à des exercices et à d'autres méthodes. Depuis que j'ai accepté mon endométriose et que j'écoute mon corps, ça va beaucoup mieux. Peut-être que ce n'est pas la meilleure des solutions, mais pour moi, c'est ce qui a marché. Je vis en colocation avec ma maladie, et je m'adapte à elle quand ça ne va pas. Malgré les douleurs, il faut garder le sourire et être positive.

LES PIERRES

Je ne sais pas si vous croyez en l'énergie positive des pierres, mais moi, oui ! Ma sœur est spécialisée dans ce domaine, et m'a confectionné un bracelet contre l'endométriose, avec pierre de cornaline, pierre de lune et cristal de roche. Cela prévient les douleurs et les atténue. Ma nièce porte le même bracelet, et ses douleurs pendant les règles sont passées d'atroces à beaucoup plus supportables.

LA GROSSESSE

Vous qui aurez la chance de tomber enceinte malgré l'endométriose, vous découvrirez aussi, pour la plupart, que la grossesse annule ou ralentit la maladie. Je vous ferai part de mon histoire un peu plus loin, et vous dirai où j'en suis aujourd'hui niveau douleurs, mais avant cela, j'aimerais partager avec vous des témoignages de femmes atteintes d'endométriose, pour qui la grossesse a été bénéfique.

Comme quoi, nos bébés miracles en sont aussi pour notre guérison ! Les avoir dans notre vie lui donne un sens et nous remplit de bonheur, mais en plus, leur venue au monde repousse souvent, voire fait disparaître, les conséquences de la maladie.

« ET VOUS, TESTEZ-VOUS DES TECHNIQUES NATURELLES POUR APAISER LES DOULEURS ? »

Marine. *Je suis atteinte d'endométriose depuis l'adolescence d'après les médecins, en raison des douleurs atroces que je ressentais avant la pilule. La pilule a apaisé mes douleurs durant quinze ans, mais a caché la maladie puisque les médecins l'ont découverte à mes 29 ans, alors que j'arrêtais la contraception pour avoir un enfant.*

Il a fallu seulement quelques mois pour que ma vie tourne à l'enfer. Des règles très longues, en moyenne huit à dix jours, abondantes et très douloureuses, des douleurs sur quinze jours, des nausées, des vertiges. Les douleurs touchaient mon utérus, mon ventre, mon dos et mes côtes. Le plus difficile à gérer était dans le travail, je suis en police secours et je ne pouvais plus porter mon ceinturon sans antidouleurs puissants et anti-inflammatoires.

Je prends des plantes en prévention pour éviter les médicaments qui bloquent l'ovulation. Cela fait un an et demi que l'on essaie d'avoir un enfant sans succès, nous venons de commencer un parcours PMA après de nombreux examens longs et douloureux comme l'hystérosalpingographie et des échographies poussées. On a découvert un ovaire recouvert d'endométriose et un utérus abîmé par de nombreux nodules, et des nodules qui se sont formés dans la vessie et le rectum. J'ai aussi des douleurs pour aller aux toilettes notamment en période post-ovulation. Nous allons essayer la fécondation in vitro.

Pour soulager mes douleurs, je préfère maintenant les solutions plus naturelles comme les plantes, l'oméga 3, gingembre et achillée, qui, au quotidien, m'apaisent énormément.

Julie. Dans mon cas, j'ai essayé deux pilules en cinq mois, ayant d'autres soucis que l'endométriose, je ne peux pas tout prendre. Alors, certes, ça a stoppé les règles, mais mes douleurs étaient toujours quotidiennes et invalidantes.

Aujourd'hui, cela fait huit mois que je souffre jour et nuit sans aucun répit, et je suis sous morphine depuis cinq mois. Au départ, cela m'a aidée, mais la morphine a ses limites. Je n'avais plus une vie normale et aujourd'hui je n'y réponds quasiment plus, or aucun autre médicament ne me soulage. J'ai arrêté la pilule pour mettre un stérilet et j'ai été opérée il y a quelques semaines puisque je suis atteinte d'endométriose et d'adénomyose.

Lors de l'opération, toute l'endométriose a été retirée, mais, pour l'instant, j'ai toujours de fortes douleurs invalidantes. J'ai donc testé les méthodes naturelles pour me soulager; pour l'instant cela fonctionne bien, bouillotte et bain chaud.

Beaucoup d'endogirls conseillent en effet la chaleur comme remède : couverture chauffante dans le dos, bouillotte, bon bain… faites-vous du bien !

Chapitre 4
GROSSESSE SURPRISE

JE REPRENDS MA VIE EN MAIN

J'en reviens à mon histoire. En 2015, j'avais complètement arrêté mon métier de journaliste. Je vivais à Paris. Au niveau professionnel, on va dire que j'allais un peu au gré du vent, je continuais à travailler dans une boîte de nuit, mais en tant que danseuse. C'est là qu'on m'a repérée et proposé de participer à un casting pour une toute nouvelle émission de téléréalité dans laquelle s'affrontaient plusieurs équipes lors d'un *road trip* aux États-Unis. Je n'avais jamais vraiment regardé de programmes de téléréalité ; la plupart du temps, quand je tombais dessus, je zappais.

Quand j'ai accepté cette proposition, je voyais ça comme une expérience fun. Étant journaliste de base, ça m'amusait de me retrouver de l'autre côté de la caméra. Normalement, c'était moi qui faisais les reportages, qui posais des questions ; cette fois, les rôles seraient inversés, et tout le monde pourrait suivre mes aventures. Et puis, je me disais : « T'es jeune, t'es plutôt pas mal, t'as rien à perdre, alors *let's go* ! » (Oui, j'avais une grande confiance en moi, à l'époque.)

Juste avant, j'avais subi deux opérations, mais qui n'avaient rien à voir avec ma maladie. C'étaient des interventions de chirurgie esthétique : une augmentation mammaire et une rhinoplastie. Je me suis débarrassée du complexe qui me gâchait la vie depuis tant d'années. Je suis passée d'un long nez avec une bosse à un petit nez qui m'a aidée à reprendre confiance en moi.

C'était vraiment une période où j'avais choisi de faire ce que je voulais. J'avais appris à vivre avec les douleurs liées à l'endométriose, et franchement, je gérais plutôt bien. Bien évidemment, les crises étaient toujours là. Mais à côté de ça, je vivais ! J'avais décidé de prendre les choses en main : dorénavant, ce ne serait plus l'endométriose qui choisirait, ce serait moi ! D'ailleurs, pour la petite anecdote, à l'occasion de cette première téléréalité, j'étais un peu rejetée à l'écran. Pour ceux qui ont suivi, vous avez dû remarquer que j'étais seule contre tous ; ça faisait partie du jeu, de la stratégie, mais ça reflétait vraiment ce que je vivais hors caméra.

Lorsque tout le monde se retrouvait en *off* le dimanche, moi, j'étais dans mon lit, ou en tout cas dans la maison, à prendre du repos. Toute la semaine, sur le tournage, on avait pas mal d'épreuves sportives. Je gardais la face devant les autres, mais, en réalité, je souffrais terriblement. Les jours de pause étaient donc pour moi l'occasion de souffler physiquement, pour calmer mes douleurs et gérer mon stress face à tout ça, afin d'éviter de trop grosses crises. Donc, forcément, quand des amitiés et des amours se concrétisaient hors caméra, pour s'intensifier ensuite en direct, je loupais beaucoup de choses ; je manquais tous ces moments privilégiés et amicaux que les autres candidats vivaient ensemble.

CÔTÉ CŒUR

En parallèle, les déceptions sentimentales ont eu raison de moi. J'étais en couple avec un homme plus âgé que moi, qui travaillait dans la même boîte de nuit – on s'y était d'ailleurs rencontrés. Cela faisait trois ans, mais avec plus de dix séparations. On se quittait parfois pendant des semaines, mais on finissait toujours par se remettre ensemble ; c'était une relation peu convaincante, tumultueuse, avec des hauts, mais beaucoup de bas. On va dire que le milieu de la nuit n'est jamais propice à une relation saine et durable – enfin, ce n'est que mon avis !

J'ai quand même décidé de laisser l'appartement dans lequel je vivais seule, à Compiègne, pour m'installer avec lui. Peu de temps après, à la suite de nombreuses disputes, j'ai préféré reprendre un appartement seule, cette fois-ci en région parisienne, histoire de souffler un peu quand ça n'allait pas dans notre couple. Vous l'aurez compris, c'était une histoire un peu compliquée. Déjà, du fait du métier que nous avions : en effet, je suis extrêmement jalouse et possessive, alors voir mon homme jouer le jeu de la séduction en boîte de nuit, c'était moyen pour moi. Il y avait également le problème de la différence d'âge (on avait dix-huit ans d'écart) et le jugement des autres, de notre entourage et de nos familles qui en résultait. Cette relation n'était pas simple, mais on voulait voir où tout cela nous mènerait.

LES PREMIERS ESSAIS BÉBÉ

On parlait quand même de bébé et de mariage ; on avait cette envie de se projeter. Au fond, quand j'y repense, c'était fou d'envisager ça ! J'étais jeune, j'avais envie de m'amuser, mais mon instinct maternel me rappelait toujours à l'ordre. Malgré mon âge, cette idée de devenir maman un jour me faisait vraiment rêver, puis j'avais encore cette grossesse extra-utérine en travers de la gorge. Alors, oui, ce n'était peut-être pas la bonne personne ni la relation idéale pour ça, mais j'avais envie de l'avoir, ce bébé. Mon compagnon avait déjà deux filles. L'aînée avait quelques années de moins que moi et n'était pas très favorable à notre relation ni à l'idée d'avoir un petit frère ou une petite sœur.

Malgré tout ça, on avait décidé d'essayer. Et essayer, c'est bien ce que l'on a fait... pendant très longtemps ! Après un an et demi de tentatives infructueuses, on s'est quand même posé beaucoup de questions. En consultant les médecins, on a su que mon endométriose faisait barrage. On a alors compris que le chemin vers la parentalité serait compliqué, et qu'on devrait passer par plusieurs étapes pour nous aider à concevoir, comme la fécondation *in vitro* (FIV) ou la procréation médicalement assistée (PMA), méthodes qui nous avaient été suggérées.

Cette nouvelle ne m'a pas surprise. À chaque consultation, cette phrase, « Vous êtes stérile à 99 % », me poursuivait encore et encore et me rappelait à l'ordre. Mon couple n'était déjà pas très stable, et le fait d'avoir ces difficultés à procréer n'arrangeait rien. Au final, je me disais : « C'est la vie, ce n'est peut-être pas le bon. » Plutôt que d'entamer ces procédures, on avait décidé de prendre notre temps et de voir si notre couple tiendrait malgré tous ces aléas. On ne faisait que se séparer, donc je n'avais finalement aucune envie de me lancer dans toutes ces démarches !

ET VOUS, COMME SE SONT PASSÉS VOS ESSAIS BÉBÉ ?

Adeline. *Après mon opération due à l'endométriose, nous avons lancé un projet bébé; il a fallu trois mois de ménopause artificielle, puis trois mois pour que les règles reviennent : je suis donc tombée enceinte six mois après. Mais cette grossesse était non évolutive, il a fallu faire un curetage pour mettre fin à ce début de grossesse.*

Quatre mois après, je suis retombée enceinte, et cette fois, c'était la bonne. Ma fille est arrivée, ce qui nous a redonné espoir et donné envie de retenter le miracle. Après dix-huit mois et une autre fausse couche, j'ai avec moi deux bébés en bonne santé !

Stéphanie. *Après deux ans d'essais bébé de manière naturelle et plusieurs échecs sans comprendre pourquoi, nous avons pris* rendez-vous, mon mari et moi, chez une gynécologue qui m'a décelé l'endométriose. Elle m'a alors orientée vers une spécialiste en PMA qui, après plusieurs examens, m'a conseillé de faire une FIV. Celle-ci a marché directement et m'a donné une merveilleuse petite fille.

Après trois ans, nous avons voulu retenter l'expérience. Et là, surprise désagréable puisque je faisais fausse couche sur fausse couche. Après étude de mon endomètre, on a trouvé des globules blancs, ma gynécologue m'a expliqué que mon corps combattait une infection et en poussant les examens, on a vu que la trompe était bouchée et qu'elle était remplie de pus. Deux embryons avaient été implantés et un des embryons s'était logé dans la mauvaise trompe, celle qui était abîmée. De grosses douleurs ont suivi puis direction les urgences avec ablation de la trompe.

Dans tout ce malheur, il faut quand même garder espoir puisque trois mois après, bébé deux s'est accroché et a grandi correctement. J'ai été la première de mes copines à faire des FIV, j'ai 35 ans, mon fils aîné a bientôt neuf ans et actuellement trois de mes amis font également une FIV pour avoir leur bébé miracle. Nous sommes de plus en plus nombreuses dans ce parcours du combattant pour avoir un bébé et on doit toutes se soutenir moralement.

Ana. Au bout de trois ans d'essai bébé et à cause de douleurs de règles très fortes depuis l'adolescence accompagnées de douleurs pendant les rapports, j'ai décidé de consulter mon gynécologue pour faire des examens complémentaires (prise de sang, hystérosalpingographie, I.R.M. et scanner). L'I.R.M. a révélé une tache à l'arrière d'un ovaire devant l'intestin. Mon gynécologue a conclu à une potentielle endométriose. Il m'a envoyée vers une clinique PMA pour faire une endoscopie, confirmer le diagnostic et commencer une insémination artificielle.

Seulement, à notre grande surprise, deux semaines avant le rendez-vous en PMA, je suis tombée enceinte. J'ai donc une potentielle endométriose qui n'a pas pu être confirmée grâce à l'endoscopie puisque le miracle est arrivé avant, mais, au fond de moi, avec toutes ces douleurs que je subis depuis des années, je suis sûre que mon gynécologue a vu clair dans cette maladie.

LE COUP DE FOUDRE

Au retour de ma première téléréalité, je me retrouvais fraîchement célibataire, mon couple n'ayant pas tenu la distance et la notoriété naissante –, ce qui n'était pas étonnant, compte tenu de la relation un peu bancale qu'on avait. C'était encore une déception, mais je n'étais plus à ça près, donc j'avançais en me disant que j'allais mettre les sentiments de côté et me consacrer à ma carrière. La première émission s'étant bien passée pour moi, je me suis fait repérer et j'ai été rappelée par la chaîne pour participer à d'autres – *Les Anges* au Brésil et *Friends Trip 2* à Miami. Faire de la téléréalité me plaisait et je me sentais bien, donc tant que j'avais des propositions qui me correspondaient, je continuais. Entre deux tournages, mon ex reprenait contact avec moi et on se revoyait de temps en temps, mais pour rien de très sérieux.

Le tournage d'une émission dure entre deux et trois mois, ce qui ne nous permet pas d'avoir un vrai travail en parallèle, et les réseaux sociaux n'étaient pas ce qu'ils sont aujourd'hui. Donc, pour gagner de l'argent, il fallait bien trouver quelque chose à côté. Afin de vivre et de payer mon loyer, j'ai repris mon job de danseuse en boîte de nuit, et j'ai aussi accepté des petits boulots d'hôtesse, en attendant de faire une nouvelle téléréalité.

En mars 2016, un soir où je bossais en boîte avec une copine, elle m'a proposé de l'accompagner, à 7 heures, pour être hôtesse au Salon Mondial Body Fitness qui se tenait porte de Versailles, à Paris. Il était 3 heures du matin et je savais que j'allais peu dormir, mais je ne disais jamais non à du travail. J'avais un loyer parisien à assumer. Alors, s'il fallait dormir à peine quelques heures et enchaîner les boulots pour ne pas me retrouver dehors, je le faisais !

À 7 heures, j'arrivais donc fraîchement – ou pas ! – sur ce salon, en tenue d'athlète, puisque je devais travailler sur un stand de fitness. J'étais fatiguée, mais plutôt contente de retrouver mes copines, avec lesquelles je passais beaucoup de temps, comme elles travaillaient dans les mêmes discothèques que moi. Pour une fois, on se voyait la journée. Ça changeait ! J'étais partie pour une journée de boulot où j'allais afficher mon plus beau sourire malgré la fatigue, pour faire venir un maximum de gens sur le stand, prendre des photos et vendre les produits.

En arrivant, j'ai vu mes copines, mais j'ai surtout repéré un garçon. C'était un athlète, qui était sur le même stand que moi pour représenter la marque ; des posters de lui étaient accrochés un peu partout, et il était là pour signer des autographes, ainsi que pour réaliser des performances physiques. Maxime Parisi. Quand j'ai posé mes yeux sur lui, j'ai craqué ! C'était exactement mon style d'homme. Bien que je ne me fie pas qu'au physique, il avait tout ce que j'aimais ! Brun, musclé, un sourire ravageur et un regard à tomber !

Bizarrement, j'étais tout de suite moins fatiguée, et j'ai su que cette journée serait particulière. Tout ce que j'espérais à ce moment-là, c'est que cette attirance soit réciproque. Il n'était pas le seul athlète sur le stand. Il y avait également une fille, de laquelle il semblait plutôt proche ; elle le collait beaucoup, mais je suis plutôt compétitrice, et la concurrence ne me fait pas peur ! Lors des présentations, il y a eu ce premier regard qui voulait déjà tout dire.

On a passé la journée ensemble sur le stand, et même quand on faisait des choses séparément, on se regardait, on se souriait. Il y avait ce *quelque chose* qui ne trompe pas ! Je me souviens qu'on devait préparer des shakers de protéines ou des petits shots pour présenter les produits aux visiteurs ; au moment de le faire, on a pris un shot vitaminé en se disant que c'était une potion d'envoûtement, et qu'elle allait nous faire tomber fou amoureux. Dans le fond, c'était vraiment ce qui était en train de se passer. On avait eu un véritable coup de foudre dès le premier regard, qui ne faisait que se concrétiser au fil des heures.

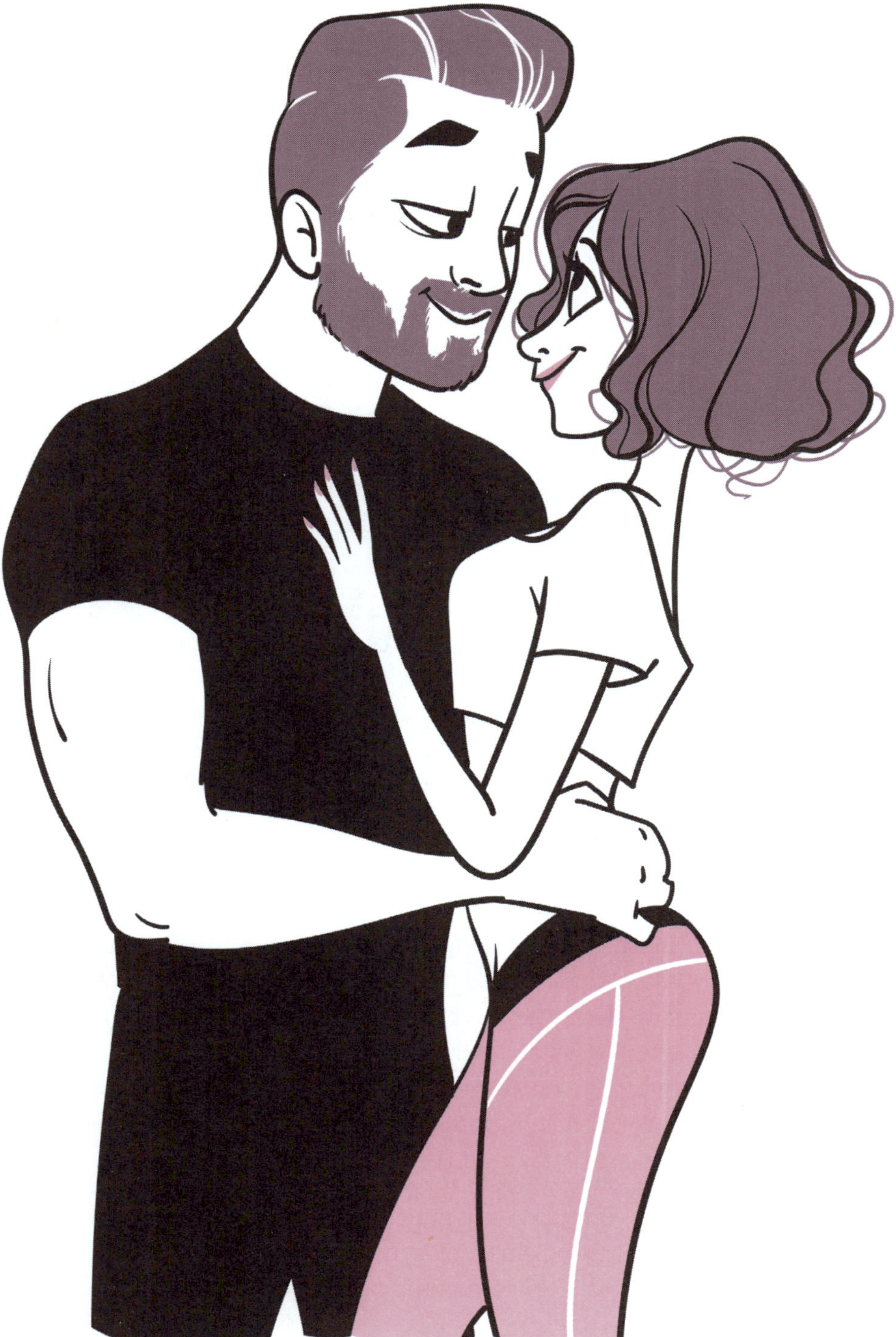

Le soir, lorsque le salon s'est terminé, toute l'équipe s'est retrouvée au restaurant. Là encore, on était complices, on ne se quittait déjà plus. Il y avait un jeu de séduction et une connivence qui s'étaient tout de suite installés. Pendant le repas, je sentais malgré tout que l'on me fusillait du regard. Cette fille, qui était sur le salon avec nous, avait eu, quelques heures auparavant, une aventure avec Maxime. En sortant du restaurant, elle lui a demandé de faire un choix, et il est reparti avec moi… On se connaissait depuis seulement une journée, mais c'était comme si ça faisait déjà des années. On a passé la nuit ensemble, et les deux jours qui ont suivi au salon, on a travaillé ensemble, sans se quitter.

Le seul problème, c'est qu'il vivait dans le Sud de la France, à Cannes, et moi à Paris. Dans la vie quotidienne, il était athlète, mais aussi policier ; il avait donc un planning très chargé et peu flexible pour venir me voir. Mais cette relation était tellement évidente pour moi… Cette attraction, ce coup de foudre, c'était quelque chose que je n'avais jamais vécu auparavant ! Il m'était impossible de le laisser partir en imaginant que je ne le reverrai peut-être que dans plusieurs mois. Je suis très impulsive. Je suis souvent davantage mon cœur que ma raison, surtout quand je pense que ça en vaut la peine ! Quelques jours après son retour à Cannes, après des adieux déchirants, j'ai donc décidé de prendre un peu de repos pour aller le retrouver, et que commence vraiment notre histoire d'amour. Je *devais* le retrouver. C'est comme ça, ça ne s'explique pas.

UNE NOUVELLE VIE

Après plusieurs allers-retours Paris-Cannes, on a pris une décision. J'ai rendu mon appartement parisien pour venir habiter avec lui définitivement. Oui, c'était rapide, mais parfois, il faut apprendre à écouter son cœur. Et puis, comme on dit, « qui ne tente rien n'a rien ! » Il faut prendre la peine de vivre ce qu'on a à vivre, et c'est exactement ce que j'ai fait. Par amour, j'ai tout quitté ! Petit à petit, grâce à Maxime, j'ai retrouvé une vie beaucoup plus saine. Étant athlète, il avait une salle de sport chez lui, et je participais à toutes ses séances. Le sport faisait également partie de mes passions, mais avec mon emploi du temps chargé, je n'avais le temps de rien. C'était plaisant d'avoir une passion commune, de faire des choses avec quelqu'un qu'on aime vraiment.

Maxime a une alimentation saine et irréprochable, qui va avec son mode de vie. Là encore, je faisais tout comme lui : pas de gras, des légumes, des féculents, des protéines, de bonnes graisses et des compléments alimentaires. Je mangeais comme il fallait, à des heures régulières, chose qui m'arrivait rarement auparavant, puisque je vivais essentiellement la nuit. Je faisais du sport quasiment tous les jours, et je mangeais mieux. Mes crises d'endométriose s'espaçaient de plus en plus, et les douleurs s'atténuaient. Sans le savoir, il m'avait donné la clé de l'épanouissement avec ma maladie. Mon cœur se sentait bien, et mon corps allait mieux ; je commençais à avoir une vie de couple rangée. Tout se passait bien, et j'avais un bon rythme de vie, la maladie prenait donc de moins en moins de place.

L'alimentation est primordiale lorsque vous désirez avoir un enfant. Mais ça, je ne le savais pas encore. Le projet bébé, on n'en parlait pas, et je ne voulais pas l'effrayer. Maxime connaissait ma maladie ; je lui en avais parlé d'emblée, car les crises ne préviennent pas, et je voulais qu'il soit au courant au cas où il me voie souffrir, qu'il sache au moins pourquoi.

Je lui avais fait part du discours que l'on m'avait tenu, c'est-à-dire que j'étais stérile à 99 % et n'avais donc qu'un pour cent de chance d'avoir un jour un enfant. Il était tôt, mais je tenais aussi à ce qu'il soit informé que si l'on essayait d'ici quelques années, ce serait certainement compliqué pour nous de devenir parents. Ce n'est pas un sujet facile, lorsqu'on rencontre quelqu'un. « Au fait, je sais pas si tu veux un bébé un jour, mais avec moi, ce sera compliqué, accroche-toi ! »

La seule chance que j'avais, c'est qu'il était jeune, comme moi. À l'époque, à 26 ans, il n'avait pas envie d'avoir un enfant tout de suite. On voulait apprendre à se connaître davantage, se stabiliser à tous les niveaux, avoir notre chez-nous, voyager à deux… Bref, avoir un bébé n'était pas dans nos projets. Il n'avait ni l'envie ni le temps pour ça, et puis, nous deux, ça ne faisait que trois mois. On avait le temps !

LES DOUTES S'INSTALLENT…

Après trois mois de relation, une bonne routine s'était installée entre le travail, le sport, et le métier d'influenceuse que je venais de commencer ; tout doucement, on avait trouvé notre rythme. On se faisait des restaurants de temps en temps, seuls ou avec des amis, on se calait en amoureux devant des films. On profitait, tout allait bien. On avait dans l'idée de déménager pour que je puisse vraiment me sentir chez moi ; on regardait les petites annonces de temps en temps, jusqu'à ce que l'on trouve notre prochain chez-nous. Les présentations à sa famille ont été faites rapidement car on était sûrs de nous, j'ai tout de suite été acceptée. Ça me changeait, cette relation était parfaite !

Mais Maxime n'était pas vraiment branché téléréalité, donc le jour où l'on m'a proposé un autre programme, des tensions se sont installées. À l'époque, je n'avais pas de travail fixe, donc dès qu'une occasion se présentait, je la saisissais. La télé, c'était mon truc à moi, il ne fallait pas qu'il m'enlève ça, de la même manière que j'acceptais son métier et son rythme de vie. Mais qui dit téléréalité dit aussi clash, histoires d'amour, etc. C'est ce qui lui faisait peur. Il craignait que notre couple ne tienne pas, car, c'est bien connu, il faut quand même faire le show !

… MAIS DES RÊVES SE CONCRÉTISENT

En attendant de partir en tournage, et avant de réellement prendre ma décision, on continuait de vivre. Tant qu'on n'en parlait pas, ça allait. Je suivais Maxime dans ses déplacements professionnels. Je vous ai dit que Maxime est un athlète, mais je n'ai pas précisé qu'il est bodybuilder, ce qui l'oblige, quand la saison des compétitions est lancée, à voyager dans le monde entier pour concourir. Il était évident pour nous que je l'accompagne à chaque compétition. Je le soutenais dans tout ce qu'il faisait, j'étais très fière de lui et je comptais bien lui montrer !

On est donc partis pour la compétition Olympia en Espagne, très importante pour lui, car une première place pouvait lui faire remporter sa carte professionnelle, lui permettre d'être reconnu dans le milieu, et de faire de cette passion un véritable métier. Car il était policier depuis dix ans, mais son rêve, c'était ça. J'avais envie d'être son porte-bonheur. J'y croyais, à cette première place. Il lui fallait deux victoires ; il en avait déjà remporté une en Slovaquie, où je l'avais accompagné quelques semaines auparavant. Une seconde lui ouvrirait les portes de son souhait le plus cher : devenir bodybuilder professionnel. Les compétitions ne sont pas de tout repos. Il y a énormément de préparation en amont, celle qu'il fait toute l'année à travers le sport et l'alimentation, puis encore sur place.

Nous étions donc arrivés en Espagne, où la tension était à son comble. La compétition aurait lieu d'ici quelques heures, et je sentais le stress monter, pour Maxime comme pour moi. L'enjeu était important, alors ce qu'il ressentait, je le ressentais également. Je n'avais qu'une envie : qu'il décroche cette victoire !

Au moment des compétitions, étant donné le stress que cela engendre, j'emporte toujours plusieurs médicaments avec moi : Antadys, Spasfon, Doliprane, bouillotte… Voilà à quoi ressemble ma valise ! À ce moment-là, la pilule ne faisait pas encore partie de mes traitements, cela n'est venu que plus tard. J'ai toujours eu peur de mal la supporter, ou qu'elle provoque des effets indésirables tels que boutons ou prise de poids. Et puis, je me disais que, de toute manière, avec la difficulté que j'avais à tomber enceinte, je n'avais pas besoin de pilule. Je n'avais donc pas envie de me prendre la tête avec ça. Je faisais très attention à mon corps, et surtout, j'ai une mémoire de poisson rouge, alors avaler un comprimé chaque jour à une heure précise, non merci ! On se protégeait pendant les rapports, et c'était très bien comme ça.

Lorsqu'on voyage pour les compétitions, cela dure en principe trois ou quatre jours. Pendant cette période, je prends des médicaments en continu, en respectant les intervalles indiqués, pour que les douleurs trop fortes ne surviennent pas. Il faut que je reste maîtresse de mon corps, pour soutenir mon homme, l'aider à tous les niveaux. Je suis alors une vraie petite assistante, je lui applique la couche de tan (autobronzant) dont il a besoin sur scène, la veille et le jour même ; je suis également photographe et vidéaste, pour ne rien louper de ces moments et immortaliser une victoire éventuelle !

Nous y étions ! Maxime s'échauffait dans les coulisses. J'étais dans le public, prête à filmer et à prendre des photos. Je n'avais qu'une hâte : le voir monter sur scène. Son tour est arrivé, il est d'abord passé avec tous les autres athlètes, puis en solo afin de montrer l'étendue de son physique, en faisant plusieurs poses et en mettant chaque muscle en avant, puisqu'il est jugé là-dessus : les muscles, le travail physique et la prestance. Sur scène, je ne voyais que lui, son charisme les effaçait tous ! J'essayais tant bien que mal de filmer, mais je tremblais tellement que je n'étais pas sûre que le résultat soit très bon.

Puis, ce fut le final et l'annonce de la première place. Maxime avait gagné ! J'ai bondi de joie et couru le retrouver dans les coulisses. On s'est sauté dans les bras, on s'est embrassés et on a pleuré ensemble. Il l'avait fait... On l'avait fait ensemble ! J'avais été son porte-bonheur comme je le souhaitais. J'étais fière et heureuse de vivre cet instant avec lui.

Le week-end qui a suivi notre retour en France, nous avons fêté cette victoire dans un bar de plage, avec son coach et ami, et d'autres proches. Sur le chemin vers la maison, nous avons aussi arrosé ça, juste nous deux, à notre façon… Nous n'avions pas de protections sur nous, mais on s'est dit que, pour une fois, ça irait. Compte tenu de ma maladie et des essais bébé que j'avais faits auparavant, sans succès, on ne risquait pas grand-chose !

UN PREMIER BÉBÉ : BIENVENUE BILLY !

Quelques semaines plus tard, nous sommes partis en vacances dans un camping, à Saint-Tropez, avec sa maman et ses frères. Les tensions étaient revenues en même temps que le sujet de la téléréalité. Nous avons tout de même décidé de passer un cap important, et d'adopter notre premier « bébé », un spitz nain prénommé Billy, que nous sommes allés choisir dans un élevage. C'était une étape importante pour nous, pour notre couple.

Avant de nous occuper d'un vrai bébé, on allait prendre des responsabilités avec ce petit chien, auquel on était déjà si attachés. J'aimais profondément Maxime, comme jamais je n'avais aimé auparavant, mais j'avais l'impression de m'oublier, de m'effacer, de ne vivre que pour lui et pour son sport. C'est une période pendant laquelle je me remettais en question, ainsi que mon couple. Je ne sortais plus, je ne voyais personne à part lui.

Tout ça était nouveau pour moi, je n'avais jamais fait partie de ces filles rangées, en couple sur une longue période et qui font tout parfaitement. J'avais toujours vécu uniquement pour moi. Jusque-là, ma relation avec mon premier amour avait été la plus durable – nous étions restés quatre ans ensemble. Ensuite, ça avait été très bancal.

À ce moment-là, comme il y avait beaucoup de tensions, je m'étais dit « Est-ce que c'est vraiment maintenant ? Est-ce que tu es vraiment prête à te ranger, à tout stopper pour vivre à deux, rien qu'à deux, et avoir ensuite une vie de famille ? » Après tout, Maxime paraissait l'homme parfait ; il avait une bonne hygiène de vie, un bon job, il ne sortait pas en boîte ou ailleurs, il restait uniquement avec moi. Il est de nature calme, posé, réfléchi… tout le contraire de moi, et c'est peut-être ça qui me faisait peur ! Alors qu'au fond, ça me faisait le plus grand bien.

Cette relation stable me canalisait et apaisait ce tempérament de feu que j'ai depuis toute petite. Je suis une personne très nerveuse, impulsive, une vraie pile électrique, et je me retrouvais avec mon opposé ! Donc, oui, on dit que les opposés s'attirent, mais on dit aussi « Qui se ressemble s'assemble ». Alors, quel dicton suivre ? Bref, j'étais perdue !

Ça, c'est bien nous, les filles… On rêve de grand amour, de rencontrer l'homme idéal, puis quand c'est le cas – après plusieurs échecs –, quand la relation devient vraiment sérieuse avec un mec bien, on prend peur et on remet tout en question. On se demande si c'est réellement possible, si ce garçon va rester ainsi ou devenir comme tous ces goujats que l'on a connus auparavant, qui trompent ou font n'importe quoi. C'était donc une grosse période de doute pour moi, et j'avais surtout cette envie de me relancer dans des émissions de téléréalité, malgré tout.

SURPRISE !

J'ai finalement décidé de partir et de participer à cette téléréalité, sans mettre fin à mon couple. En fait, on s'est dit que soit cette distance nous renforcerait, soit elle nous éloignerait. Au début, Maxime me manquait énormément. Puis, au bout de quelques jours, j'étais prise dans mon « personnage ». Bien que nous ne jouions pas un rôle et que nous restions nous-mêmes, à force d'être enfermés avec certaines personnes dans la frénésie du tournage, nous en oublions parfois la réalité, et ce qui se passe à l'extérieur.

Je me suis rapprochée d'un garçon, mais mon cœur restait perdu. Je ne savais plus du tout quoi faire. J'ignore encore comment, mais pendant le tournage, l'info a fuité dans la presse, alors que je n'étais pas encore sortie de l'émission pour pouvoir tout expliquer à Maxime. Je n'ose pas imaginer dans quel état il était à ce moment-là. Aujourd'hui, je m'en veux terriblement d'avoir fait subir ça à l'homme que j'aime.

Deux semaines après, quand je suis rentrée puisque j'avais été éliminée, nous avons eu une explication. On continuait ensemble, mais quelque chose s'était brisé.

Avant de partir en tournage, j'avais commencé à ressentir des douleurs anormales dans le bas-ventre et dans le dos. J'avais beaucoup de nausées et de migraines. Pour moi, il n'y avait rien d'alarmant, c'était l'endométriose. Mais ce n'était pas comme d'habitude, il n'y avait pas de crises, pas de fortes douleurs. Non, ces symptômes-là, je ne les connaissais pas !

Quand j'en ai parlé à l'une de mes amies proches, elle m'a sorti : « Fais un test de grossesse ! » Rien que l'idée me faisait paniquer ! Comment aurais-je pu être enceinte alors que j'étais stérile à 99 % ? Comment aurais-je pu l'être en n'ayant eu des rapports non protégés qu'une seule fois avec Maxime, alors que j'avais essayé pendant plusieurs années avec mon ex-compagnon, sans succès ? Une foule de questions se mélangeaient dans ma tête. Et puis, j'avais comme une phobie de ces tests. J'en avais tellement fait auparavant, avec ce mot, « négatif », qui s'affichait sans cesse... Ça m'avait traumatisée !

Comme les symptômes persistaient et que je sentais les vomissements arriver, j'ai tout de même décidé d'en faire un. Le plus gros stress de ma vie, pire qu'une épreuve du bac ! C'était d'autant plus angoissant que la situation avec Maxime était très compliquée.

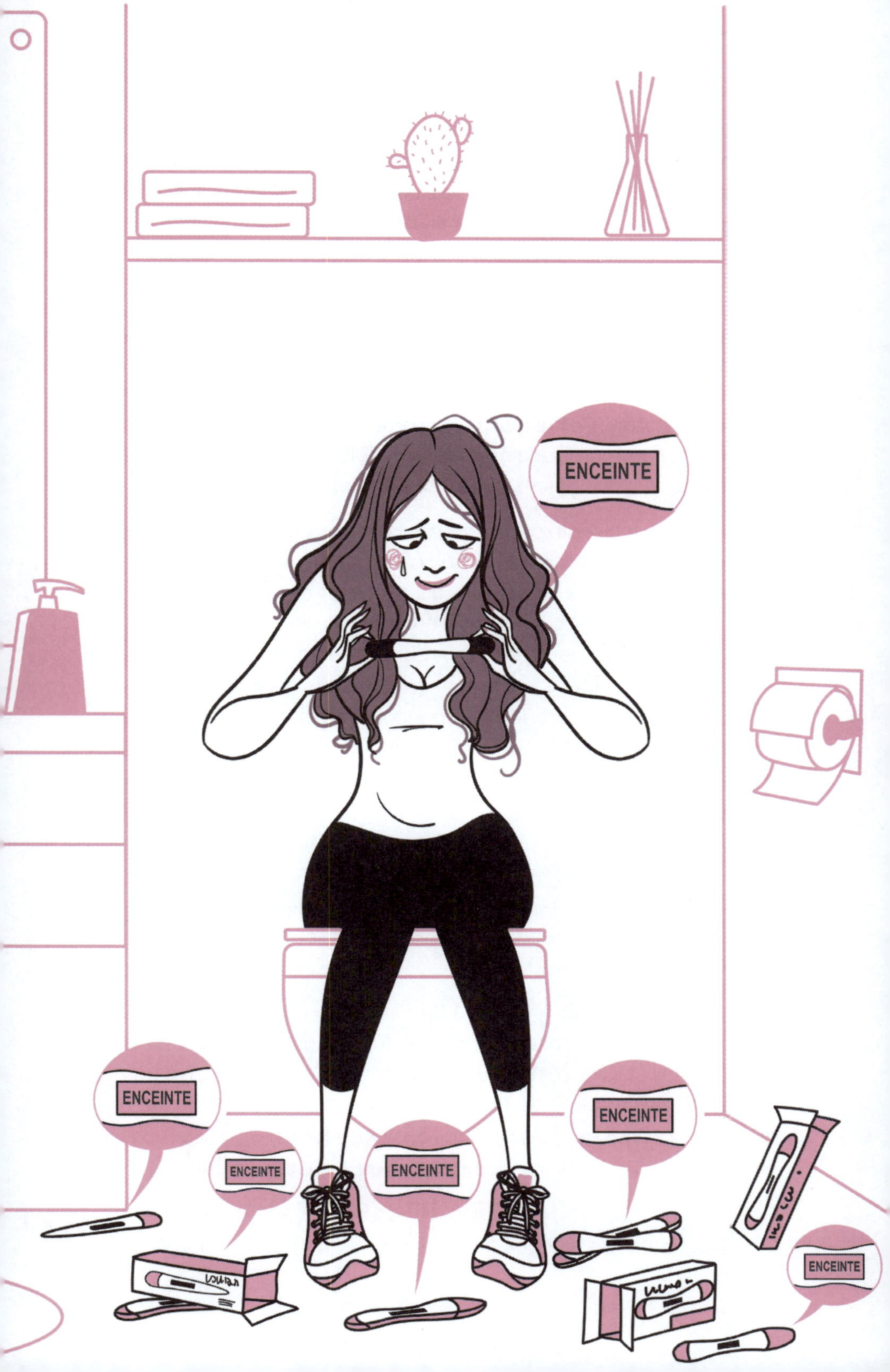
ENCEINTE
ENCEINTE
ENCEINTE
ENCEINTE
ENCEINTE
ENCEINTE

Je sortais de cette téléréalité pendant laquelle j'avais un peu batifolé; notre couple n'était plus très stable, et je savais à quel point il ne voulait pas d'enfant tout de suite. Et surtout, il n'avait plus confiance en moi! Bref, la situation n'était absolument pas favorable à l'arrivée d'un bébé. Avant tout, je devais absolument regagner sa confiance et stabiliser notre couple.

Je me suis isolée dans la salle de bains, et j'ai fait ce fameux test. Quelques minutes après, j'ai découvert le résultat : «*Enceinte*»! Mon souffle s'est coupé. Je me suis assise par terre, car j'avais les jambes en coton... Cela signifiait que j'étais enceinte avant de partir en tournage, que ce jour où nous avions fêté la victoire de Maxime à notre façon, nous avions conçu ce bébé sans le savoir!

Il avait suffi d'une seule petite fois pour que le pour cent de chance se produise! Incroyable! Avec lui, c'était arrivé. Cela me confortait encore plus dans l'idée que j'avais eu tort de douter de notre couple, et que c'était bien lui, l'homme de ma vie, celui avec qui je pourrais fonder une famille! Si j'avais su ça au bon moment, jamais je ne serais partie! Mais voilà, je ne pouvais pas revenir en arrière, et je devais lui faire part de cette nouvelle, alors que notre couple ne tenait plus qu'à un fil. J'avais la peur de ma vie, et aucune idée de ce qui pourrait se passer après cette annonce.

LA DESCENTE AUX ENFERS

En rentrant du travail, Maxime a tout de suite vu sur mon visage que quelque chose n'allait pas. J'ai décidé de lui montrer le test et lui ai dit que j'étais enceinte d'un mois environ. Autant vous dire que si j'avais filmé cette scène, elle n'aurait eu rien à voir avec tout ce à quoi on peut assister dans les films ou sur les réseaux sociaux : pas de sauts de joie, de câlins, de bisous... Non, rien de tout ça.

Ce qui aurait pu être le plus beau jour de ma vie, après toute cette attente, toutes ces années à me demander si j'allais pouvoir un jour devenir maman, était en fait le pire ! Jamais je n'aurais imaginé regretter d'être enceinte, pleurer après l'avoir annoncé à mon compagnon, mais pas de joie... Il était sonné et m'a tout de suite demandé d'avorter, compte tenu de notre situation. Pour lui, soit on restait ensemble en essayant de recoller les morceaux, de reconstruire quelque chose de solide, mais sans ce bébé, soit je devais partir et l'élever seule. Il ne le reconnaîtrait pas.

Le choc, la tristesse, la haine, l'incompréhension, tout se bousculait dans ma tête, et les sentiments débordaient. Malgré tout, je comprenais sa réaction. Il est comme ça, Maxime. Posé, réfléchi, il écoute sa raison avant son cœur... tout le contraire de moi. Je connaissais son caractère, sa façon d'être. Je savais aussi qu'il ne reviendrait pas sur cette décision, et que j'allais devoir prendre la mienne, aussi dur que cela puisse être.

Je le comprenais. Il ne voulait pas d'enfant à 26 ans, et surtout pas dans ce contexte chaotique. Il avait avant tout envie de profiter de sa vie de couple avec moi, de recoller les morceaux, et que l'on apprenne réellement à se découvrir – après tout, ça ne faisait que quatre mois qu'on était ensemble, de voyager, de vivre à deux avant d'avoir à s'occuper d'un bébé. C'est bien connu, un enfant perturbe les habitudes d'un couple. Il est donc important que celui-ci soit stable et se connaisse bien. Ce n'était pas notre cas, même si l'on avait eu un vrai coup de foudre, et que tout s'était enchaîné rapidement. On ne se connaissait que depuis quatre mois, et la petite séparation pendant mon tournage s'était très mal passée.

Ce qui le confortait aussi dans son choix de ne pas garder ce bébé, c'est qu'il pensait que je n'étais pas honnête. Il a cru que je lui avais menti depuis le début, sur ma maladie et ces 99 % de stérilité. Il se demandait comment il était possible que je tombe enceinte si facilement, malgré tous les problèmes dont je lui avais parlé. Il était impossible de lui enlever ce qu'il s'était mis en tête. Pour lui, je n'étais pas atteinte d'endométriose, et j'étais en mesure de tomber enceinte rapidement, donc je pouvais avorter.

Mais moi, je savais. Toutes ces années de combat contre la maladie, pour qu'enfin ce pour cent de chance soit exaucé ! Ce n'était pas dans de bonnes conditions, c'est vrai. Mais peu importait, ma décision était prise. J'allais partir et élever ce bébé seule ! Dans un autre contexte, sans maladie et difficulté à concevoir, j'aurais pu réagir différemment. Je ne vais pas m'étendre ici sur le sujet de l'avortement : chacun fait ce qu'il veut et ce qu'il peut.

Je me souviens de quand mon père est venu me chercher chez Maxime. Mes affaires étaient posées devant le portail, qui s'était vite refermé. Maxime m'avait à peine dit au revoir et m'avait laissée plantée là. Il n'avait alors encore jamais vu mon père, et ce ne serait pas ce jour-là qu'il le rencontrerait. La situation était assez gênante et compliquée comme ça. J'étais en pleurs, je n'arrivais pas à me calmer ; je me demandais comment j'allais faire, et surtout, si j'en étais capable.

UNE VRAIE LIONNE

Encore une fois, je devais repartir de zéro, trouver un appartement, changer de ville. Mais cette fois-ci, je n'étais plus seule. J'avais ce petit être, ce miracle qui était en moi, et à qui j'avais déjà promis de le protéger et de le chérir. Pour moi, c'était une évidence. Je ne pouvais pas faire autrement que de garder ce bébé, de veiller sur lui du mieux que je le pourrais, et surtout, de l'aimer comme personne d'autre.

La veille, j'étais allée faire confirmer et contrôler ma grossesse à l'hôpital. Lors de cette première échographie, j'avais pu connaître la date du terme, mais j'avais surtout vu mon bébé et entendu son cœur ! Toute ma vie avait pris du sens, tout ce que j'avais attendu se produisait enfin. La première fois que j'avais fait une échographie, c'était à 21 ans, lors de ma grossesse extra-utérine. Bien sûr, je n'avais pas eu de cœur à écouter. Mais c'était le cas, maintenant ! Je voyais mon enfant, ma chair, mon sang, et je l'entendais.

Toute ma vie a changé à cet instant. C'était comme si je prenais dix ans d'un coup. Je suis devenue mature et responsable. En tout cas, je savais que j'allais désormais devoir m'occuper de quelqu'un d'autre que moi, et je souhaitais le faire parfaitement bien.

J'attendais mon premier bébé et me retrouvais seule. J'avais activé le mode guerrière, en me disant que rien ni personne ne m'empêcherait d'élever mon enfant correctement, qu'il ne manquerait de rien, que ce soit en termes d'amour, d'éducation ou de confort matériel. J'allais redoubler d'efforts pour travailler encore plus, et trouver des solutions pour m'occuper de mon bébé le mieux possible. Voilà tout ce à quoi je pensais dans la voiture, sur le chemin en direction de chez mon père. Lui et ma belle-mère m'ont accueillie chez eux quelques mois, le temps que j'aie une situation et un appartement.

Deux mois après, j'ai décidé d'aller vivre à Narbonne, une ville où je ne connaissais personne d'autre que ma tante et ma cousine. En fait, j'avais envie d'un nouveau départ. Je me suis donc installée dans une ville où, quand j'étais petite, je partais en vacances avec mes grands-parents, qui avaient une maison là-bas. J'en gardais de bons souvenirs, même s'ils étaient vagues.

J'avais envie d'élever mon enfant dans les meilleures conditions. J'ai choisi de m'éloigner de mes amis et de ma famille lors de cette grossesse. On pourrait avoir le réflexe contraire, surtout quand on est seule, et se rapprocher encore plus de sa famille pour avoir de l'aide. Mais j'avais besoin de me mettre en condition, comme avant d'entrer sur un ring. J'allais mettre un enfant au monde en étant seule, j'avais besoin de ces quelques mois pour me préparer, et surtout pour me renforcer psychologiquement.

On ne sait jamais à quoi s'attendre lorsqu'on attend son premier bébé, encore moins quand on s'apprête à l'élever seule. Je me suis transformée en lionne. Personne ne s'approcherait de moi ou de mon bébé. Cette situation m'avait renfermée, mais j'avais en moi une envie de me battre et de prouver au monde entier que je pouvais y arriver. Et surtout, de montrer à mon petit bout que, quelle que soit la situation, on est capables de relever tous les défis, de tout surmonter, qu'aucune limite n'est infranchissable sur cette Terre. C'est la base de l'éducation que je voulais lui donner. Je me devais donc de la respecter.

NOUVEAU DÉPART

À peine arrivée à Narbonne, j'ai trouvé un appartement. J'avais revendu ma voiture et quitté mon domicile parisien pour partir vivre avec Maxime, donc je n'avais plus rien, je repartais vraiment de zéro. Stratégiquement, j'avais choisi un appartement près de l'hôpital, à deux minutes à pied. Il y avait un très bon service maternité, avec de super sages-femmes et gynécologues. L'essentiel pour moi ! Le critère principal n'était plus qu'il y ait des boutiques, des bars ou des discothèques près de chez moi, mais un centre de santé de qualité pour mon suivi de grossesse mensuel, sans aucune pression. C'était chose faite !

Sitôt arrivée, je me suis rendue dans cet hôpital afin de rencontrer médecin et sage-femme et de faire le point sur ma grossesse, mais aussi sur mon endométriose. Je n'avais aucune idée d'où en était ma maladie, les premiers symptômes de la grossesse correspondant à ceux liés à l'endométriose : nausées, vomissements, douleurs dans le ventre et dans le dos. Lors de ce premier rendez-vous, je suis restée assez longtemps, et l'on a fait le tour de tout.

On m'a énormément rassurée, et surtout, on m'a appris que lorsqu'on parvenait à tomber enceinte, l'endométriose se mettait en pause. La grossesse faisait disparaître la maladie ou la repoussait, en quelque sorte. Le gynécologue me l'a expliqué ainsi : « Il faut être vigilants au début de la grossesse, car elle peut exacerber les symptômes de la maladie au cours du premier trimestre, mais elle peut ensuite, jusqu'à l'accouchement, permettre une accalmie, due à la modification des hormones. » En gros, ce que j'ai compris à ce moment-là, c'est que si ma maladie revenait, ce ne serait pas avant le retour de couches !

En quoi la grossesse peut-elle faire disparaître les symptômes ? Pour combien de temps ?

Réponse du docteur Michel Mouly, gynécologue, chirurgien et obstétricien :

Pour la vaste majorité des femmes souffrant d'endométriose, la grossesse et l'accouchement se passent sans encombre. Parce qu'elle suspend les cycles menstruels, la grossesse s'accompagne généralement d'une disparition des symptômes d'endométriose. Pendant les trois premiers mois de la grossesse, il arrive parfois que ces symptômes soient toujours présents voire plus intenses, mais ils s'atténuent fortement ou disparaissent au cours des deux derniers trimestres.

Chez certaines femmes souffrant d'endométriose, il arrive toutefois que la grossesse s'accompagne de l'apparition de douleurs d'un nouveau type. En effet, avec la croissance de l'enfant à naître, l'utérus augmente de taille, il peut alors appuyer sur des lésions d'endométriose jusque-là silencieuses. Chez des femmes opérées d'endométriose, l'utérus qui augmente de volume peut tirer sur des cicatrices fibreuses ou des adhérences post-chirurgicales. Certaines adhérences peuvent se déchirer sous la pression de l'utérus qui devient de plus en plus volumineux, voire exceptionnellement provoquer une hémorragie interne. Lorsque les adhérences ou des lésions d'endométriose affectent les ligaments qui attachent l'utérus à la paroi interne de l'abdomen, des douleurs ligamentaires apparaissent de manière plus intense que lors d'une grossesse sans endométriose. Ces douleurs sont surtout présentes lors du premier et du troisième trimestre de grossesse.

« ET POUR VOUS, LA GROSSESSE A-T-ELLE EU UN RETENTISSEMENT SUR LA MALADIE ? »

Lydia. *Pour ma part, les grossesses ont réduit les souffrances liées à l'endométriose. Je touche du bois pour que cela dure. Je n'ai plus de kystes ni trop de douleurs dues aux règles contrairement à avant, où j'étais pliée en deux tous les jours. La contraception ne m'avait pas aidée… On va dire que la nature fait bien les choses !*

Élodie. Je suis diagnostiquée depuis maintenant deux ans officiellement, après une bataille acharnée que nous connaissons toutes malheureusement et un peu plus de huit ans d'errance médicale. Je suis âgée de 29 ans et actuellement enceinte de sept mois. J'ai des atteintes au niveau ovarien, du torus, des ligaments utéro-sacrés et du rectum. C'est ce qui a pu être vu lors de mon I.R.M. et des toucher vaginaux. Jusqu'ici, j'ai toujours refusé les protocoles médicamenteux ou opératoires, car malheureusement les spécialistes m'ont fait plus de mal que de bien. Ma gynécologue nous a mis la pression il y a un an pour démarrer un projet bébé avant d'avoir recours à la PMA si besoin. Nous n'étions pas prêts psychologiquement, et j'ai trouvé cette étape et les mots utilisés très durs, j'ai eu un suivi psychologique derrière. Tout cela a été sans succès jusqu'à la rupture d'un de mes kystes ovariens, je suis tombée enceinte le mois suivant.

Depuis ma grossesse, j'ai pu constater une évolution au niveau de mes symptômes. Au niveau digestif, je ne suis plus de régime anti-inflammatoire. Peu importe ce que je mange, je n'ai plus de ballonnements, d'épisodes de constipation, de diarrhée ou de crampes abdominales. Je souffre cependant de mes ligaments utéro-sacrés. Ils étaient déjà pas mal atteints à l'origine, le fait qu'ils s'étirent avec la grossesse n'aide pas à soulager les douleurs. Je n'ai plus de douleurs lors des rapports sexuels et je ne suis plus tributaire des variations hormonales de mon cycle comme auparavant.

L'après-grossesse justement me pose question, car cette accalmie dans la maladie m'a fait du bien, et j'appréhende énormément le retour des crises. La question qui me reste à l'esprit reste tout de même celle de savoir si j'aurais eu besoin d'un protocole PMA ou non. Si l'on ne m'avait pas précipitée dans ce projet bébé, aurais-je réussi malgré tout dans quelques années (je souhaitais attendre d'avoir un emploi stable et la trentaine)? Quoi qu'il en soit, j'accueille ce petit miracle de la vie avec beaucoup de joie.

Julia. J'ai eu mes premières règles à 10 ans, très douloureuses, à m'en tordre par terre, à en vomir, etc. J'ai ensuite eu différentes pilules et patchs contraceptifs pour calmer les douleurs également. Le diagnostic de l'endométriose a été posé sept ans plus tard puisque le corps médical ne me prenait jamais au sérieux. On a découvert l'endométriose lors d'une I.R.M. en me disant à 17 ans que je n'aurai jamais d'enfants de façon naturelle.

Aujourd'hui, j'ai 32 ans, je suis maman d'une petite fille de deux ans et demi que j'ai eue par fécondation in vitro. *Lors de ma grossesse, toutes les douleurs et les symptômes ont disparu, j'ai cru à une possible accalmie, mais une fois l'accouchement passé, tout est revenu fois dix. La maladie est là plus que jamais avec des douleurs dans le bas du dos, des vomissements, des migraines et j'en passe.*

Amélie. *Je suis atteinte d'endométriose depuis des années, j'ai subi six opérations, dont une qui m'a coûté l'ablation des deux trompes, une opération du cancer du col de l'utérus et six FIV à mon actif. Mon mari et moi, nous sommes allés en Espagne pour la dernière fécondation* in vitro, *puisque la maladie m'a obligée à faire appel à un don d'ovocytes.*

J'ai été alitée tout au long de la grossesse, car j'avais un gros hématome qui me provoquait des saignements. Les douleurs pendant la grossesse étaient moins fréquentes et moins intenses, mais, une fois l'accouchement passé, mon endométriose a de nouveau flambé avec énormément d'hémorragies, d'où l'ablation de l'utérus, à 40 ans. Malgré tout, nous avons réussi à être parents donc, pour nous, c'est la plus belle des victoires sur cette maladie.

Comme mon premier trimestre allait s'achever, on a décidé de faire des contrôles réguliers, compte tenu de mes antécédents. Mais cette grossesse semblait se dérouler au mieux, et c'est tout ce que j'espérais entendre. J'avais peur qu'il y ait des problèmes à cause de ma maladie, que mon enfant en ait, ou que cette grossesse soit interrompue. Alors, quand on m'a annoncé qu'elle avait de grandes chances d'arriver à terme et que tout allait bien, j'étais aux anges. En plus, lors de ce premier rendez-vous, on m'a aussi révélé le sexe de mon bébé… C'était une fille !

GIRL POWER!

J'attendais une petite fille! Franchement, je n'avais pas forcément de préférence. Tout ce que je voulais, c'était que ma grossesse se passe bien et que mon enfant soit en bonne santé. Une fille, ça m'allait très bien. Je lui montrerai que même une femme peut se battre envers et contre tout, et qu'elle n'a besoin de personne pour le faire! J'en ferai une *warrior* comme moi.

Au fil des mois et au fur et à mesure que je restais seule, je me forgeais un caractère encore plus affirmé, une force mentale que je n'aurais pas imaginée. J'étais sans personne, sans argent – j'avais tout investi pour l'apport, à l'achat de mon appartement –, mais peu importait. Rien ne pouvait me ruiner le moral, j'allais tout faire tout pour remonter la pente et offrir un bel avenir à ma fille. Quand je vous dis que je n'avais plus d'argent, c'était vraiment le cas.

D'ailleurs, je n'ai pas meublé mon logement tout de suite. La première pièce que j'ai aménagée était la chambre de ma fille! Elle n'était pas encore là, mais je préférais acheter son lit plutôt que le mien. C'était symbolique. Je voulais lui montrer qu'elle ne manquerait de rien et qu'elle passerait avant tout, même avant moi. Je me suis donné une mission en tant que maman solo, celle de redoubler d'efforts et d'amour.

Surtout, les filles, ne doutez jamais de vous, ne sous-estimez jamais la force qui sommeille en vous! Si vous vous retrouvez dans cette situation, ne baissez pas les bras. Relevez la tête, retroussez vos manches, et prouvez-vous que vous pouvez le faire, car c'est le cas!

Ce n'est pas la phrase la plus réjouissante, mais voici celle que je me répète souvent pour me mettre un coup de pied aux fesses : on naît seul, on meurt seul, personne ne se bougera pour nous si nous ne le faisons pas nous-mêmes.

Vous êtes maîtresse de votre destin, de votre vie, alors allez-y ! Et surtout, n'ayez pas peur, faites-vous confiance !

Je me suis fait confiance, et certes, au début j'ai dormi sur un matelas que m'avaient gentiment apporté ma tante et ma cousine – heureusement que je les avais dans cette épreuve –, dans un appartement vide, mais, petit à petit, j'ai tout meublé jusqu'à nous constituer un véritable nid douillet. Comme on dit : « Petit à petit, l'oiseau fait son nid. » Alors, ce n'était peut-être pas parfait, mais tout était prêt pour accueillir bébé.

Tous les mois, je passais des examens et faisais des prises de sang pour la grossesse. Au bout de presque cinq mois, on a découvert que je perdais du liquide amniotique. La sage-femme qui me suivait n'a pas voulu prendre de risques et m'a tout de suite prescrit l'alitement. Là, je vous avoue que c'était un peu la panique. Être alitée voulait dire ne pas pouvoir bouger du tout, sauf pour des choses vraiment basiques, comme faire pipi ou prendre une douche… c'était tout ! Comment allais-je faire ?

Malgré un mental d'acier, j'étais seule, donc, concrètement, ça me paraissait compliqué. Heureusement, ma maman a volé à mon secours. Elle a pris le train pour venir me seconder. Elle est donc restée quatre mois, pour m'aider, me faire à manger, les courses. Finalement, avoir de la compagnie n'était pas si déplaisant. Bon, cela dit, elle en a pris pour son grade, la pauvre ! Elle venait m'aider, mais elle a subi toutes mes sautes d'humeur et mon mauvais caractère. Je ne suis déjà pas facile à vivre à la base, mais alors, si les hormones s'en mêlent, je ne vous raconte pas… (Oui, il faut bien qu'on rejette la faute sur les hormones !)

Pendant cette période d'alitement, je restais à me goinfrer et à regarder mes séries favorites. Je touchais régulièrement mon ventre, en imaginant à quoi ressemblerait ma petite fille. Je lui parlais et lui promettais que je l'aimerais et la protégerais. Je l'appelais « ma doudouce », lui disais que tout se passerait bien et que je serai toujours là pour elle. Mon lit donnait sur la fenêtre, alors le soir, je laissais les rideaux ouverts et observais la Lune en rêvant à ce que serait ma vie de maman, avec mon tout petit bébé. À comment et à quel point mon existence allait changer.

J'ai choisi son prénom seule. L'avantage, c'est que c'est plus rapide et qu'il n'y a pas de dispute à ce sujet. J'ai voulu faire honneur à mes origines espagnoles, et, alors que je regardais la pleine lune, j'ai décidé que ce serait Luna. J'avais toujours adoré ce prénom!

Je lui chantais des comptines, plaçais des écouteurs sur mon ventre pour lui faire écouter de la musique classique – j'avais appris que ça favorisait le développement de l'intelligence chez les enfants – et je lui lisais aussi des livres, sur les conseils de ma sage-femme. Bref, j'étais déjà à fond, alors qu'elle était encore dans mon ventre. Je dévorais également des tas de livres sur l'éducation, les meilleures méthodes à appliquer, la pédagogie Montessori… Je voulais vraiment le meilleur pour ma fille, et faute de mode d'emploi, je me renseignais un maximum, pour faire au mieux une fois que j'aurai accouché.

J'étais seule. Je ne pourrai pas demander conseil ou de l'aide au papa, je devais donc être au top. Je me mettais une pression énorme!

ET LE PAPA DANS TOUT ÇA?

En parlant du papa, vous vous demandez sûrement ce qu'il en était. Eh bien, je n'avais pas eu la moindre nouvelle. Pas un appel, pas un message. Et, mieux encore, il m'avait bloquée! Sur son téléphone, les réseaux sociaux, sa boîte e-mail… Je n'avais plus aucun moyen de le joindre. J'ai d'ailleurs créé un faux compte pour avoir un aperçu de sa vie, voir comment il vivait après tout ça! Je n'aurais pas dû le faire, car tout ce que j'avais découvert, c'était qu'après une semaine de séparation, il s'était déjà remis avec quelqu'un… C'était tout ce que je redoutais.

Au fond, j'avais espoir qu'il revienne, la folle envie qu'il réapparaisse avant l'accouchement, et qu'on élève notre fille ensemble. Qu'elle puisse avoir un papa. J'en faisais une fixette ; j'épluchais tous les jours son compte, ses photos avec sa nouvelle copine. Je me faisais du mal. C'était un vrai coup de poignard de voir ça. Je l'aimais encore et m'en voulais pour tout ce qui s'était passé. Je n'avais qu'une envie, c'était qu'il me prenne dans ses bras et me dise : « Tu ne seras pas seule. Je suis là, ne t'inquiète pas. »

En observant ses publications, les larmes montaient puis coulaient le long de mes joues. Je caressais mon ventre et promettais de nouveau à mon bébé que tout se passerait bien. Son papa ne serait définitivement pas là, mais moi, oui. En constatant que sa relation se poursuivait au fil des mois, j'ai compris qu'il ne reviendrait pas, que j'allais bel et bien accoucher et élever Luna seule. Mes espoirs s'étaient envolés, je savais pertinemment que je ne le retrouverai pas. Je m'imaginais déjà, quelques années plus tard, expliquer à ma fille pourquoi tout le monde avait un papa, et pas elle.

JOUR J

Au bout de huit mois et demi de grossesse, dont plusieurs mois d'alitement, après la dernière échographie, ma sage-femme m'a donné le feu vert pour bouger un peu. Après tout ce temps, si ma fille venait au monde, il n'y avait pas de risques pour sa santé. Elle avait un bon développement, un bon poids, une bonne taille. Maman et moi, nous sommes allées au carnaval qui se déroulait dans le centre-ville. Ça m'a fait un bien fou de marcher au rythme des tambours et de la musique.

Je pense que ma Luna a réagi aux sons, puisque le jour même, le 26 février 2017, après avoir pris mon bain comme chaque soir, j'ai perdu les eaux. Autant vous dire que j'avais bien fait de prendre un appartement juste à côté de l'hôpital. Les deux minutes qu'il me fallait habituellement pour y aller se sont transformées en quinze, et l'on pouvait me suivre à la trace ! Il y avait de l'eau partout !

Comment était-il possible qu'il y ait autant d'eau dans mon ventre ? J'étais choquée. Une sage-femme a pensé qu'une bouteille s'était renversée dans l'ascenseur. Mais non, c'était juste moi ! Une fois que je fus installée dans ma chambre d'hôpital, accompagnée de ma maman, la sage-femme a vérifié mon col et m'a dit qu'il était très fermé. Ce ne serait pas pour aujourd'hui, mais je devais rester à l'hôpital parce que j'avais perdu les eaux. Il fallait être très vigilants. Je vous l'ai dit, je suis de nature très stressée, mais alors, quand il s'agit de mon enfant, c'est fois dix… J'angoissais pour tout et me demandais pourquoi le col ne s'ouvrait pas, pourquoi ma fille ne voulait pas sortir. J'envisageais tout un tas de scénarios.

Après trois jours d'attente, le 1er mars, à 1 heure du matin, j'ai commencé à avoir de grosses contractions. Enfin, le col s'ouvrait ! Je suis partie en salle d'accouchement avec cette douleur horrible… Je ne pensais pas que les contractions d'accouchement, c'était ça. Vite, vite, il me fallait la péridurale ou j'allais réveiller tout l'hôpital ! Après l'anesthésie, je me suis endormie. À 9 h 37, le col était dilaté à 10 cm. J'ai poussé quatre fois de toutes mes forces, en suivant bien les conseils de la sage-femme, en respirant, en me transformant en la meilleure sportive de la Terre, et en me disant que j'allais y arriver.

Ma doudouce était là ! Ma mère a coupé le cordon ombilical, puis la sage-femme a déposé ma fille sur ma poitrine. Je l'ai regardée en pleurant de joie. Je ressentais un bonheur immense, que je n'avais jamais connu auparavant ! Elle était là, je n'y croyais pas. Je l'ai regardée, l'ai touchée, ai pris ses petites mains dans les miennes, l'ai embrassée et lui ai dit : « Bienvenue, mon amour. Je suis ta maman et je serai toujours là pour toi. »

Après toutes ces années pendant lesquelles on m'avait expliqué que j'étais stérile, que je ne pourrais certainement jamais mettre un enfant au monde, je tenais ma fille dans mes bras. Comme quoi, tout est possible, il ne faut jamais cesser d'y croire !

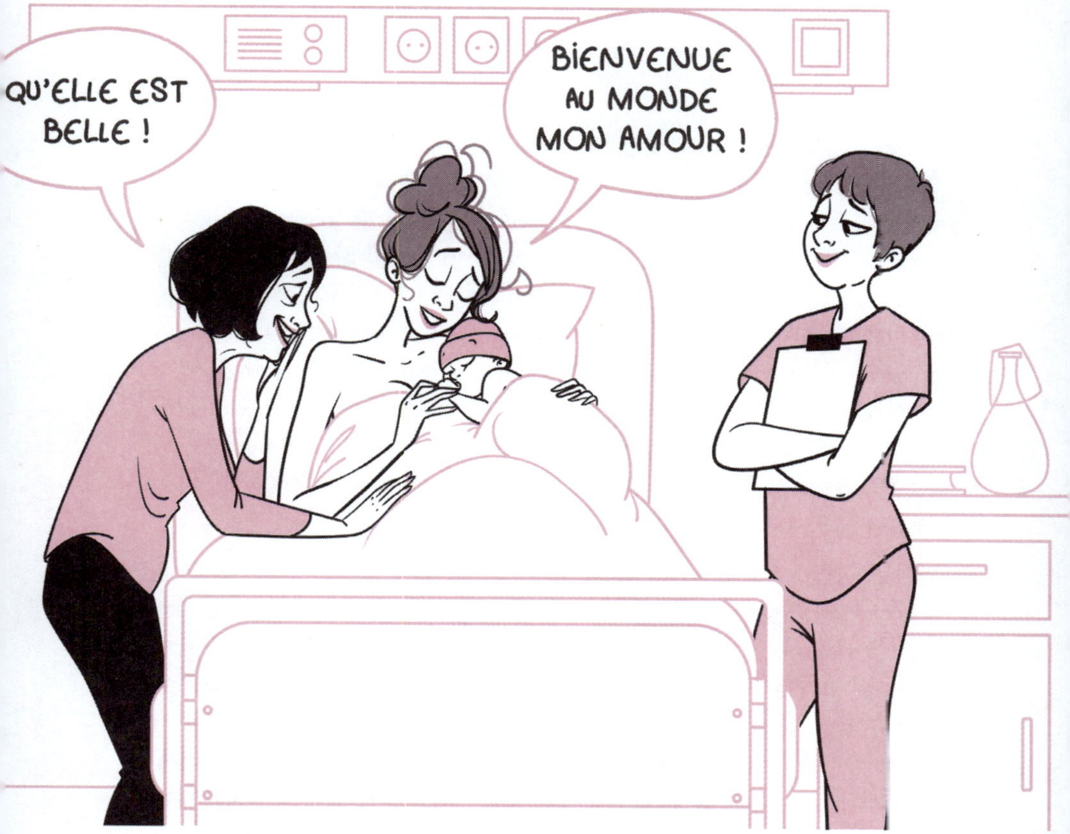

Tout ce que j'avais espéré depuis que j'avais appris être atteinte d'endométriose venait de se réaliser. Je devenais maman ! Ce sentiment me remplissait de bonheur. Je serrais enfin ma fille contre moi, et elle était en bonne santé. Elle me paraissait si petite et si fragile que je n'osais pas trop la manipuler.

Le 1er mars 2017, ma vie avait donc changé et pris un vrai sens. En même temps, c'était comme si ma fille avait toujours été là, une évidence. Une chose était sûre, je l'aimais plus que tout, et elle passerait avant tout !

LA PRISE DE CONSCIENCE

Cette fusion qui s'était installée dès la naissance se poursuivait. Je faisais absolument tout avec ma fille. D'ailleurs, plusieurs personnes de mon entourage me disaient que j'étais trop fusionnelle avec elle, qu'il fallait que je vive pour moi, que j'arrive à faire des choses sans elle. Mais vous vous rendez compte ? Depuis l'âge de 20 ans, je pensais ne jamais avoir un jour cette chance d'avoir un enfant. Il suffisait que je passe dans le rayon bébé d'un supermarché, que je voie de jeunes mamans avec leur nouveau-né ou leurs enfants, pour que je pleure. Des moments à moi seule, j'en avais assez eu. Tout ce que je voulais maintenant, c'était profiter de ma fille, que j'avais tant attendue.

J'ai appris à m'occuper d'elle seule. Ma mère est restée les trois premiers jours après l'accouchement, puis elle est rentrée chez elle, dans le Nord de la France. J'avais peur de ne pas bien faire, mais au fil des jours, j'ai pris confiance en moi, en mon rôle de mère. J'avais cet instinct maternel en moi depuis tout ce temps. Je pouvais enfin m'occuper de mon bébé, prendre soin de lui. Alors, c'est ce que je faisais, et du mieux que je pouvais. Je prenais plaisir à me balader avec ma fille, à jouer avec elle, à mettre en place des activités, lui lire des histoires. Ça se confirmait vraiment… j'étais faite pour être maman, *sa* maman !

Après cinq mois, j'ai décidé de rentrer auprès de ma famille, dans le Nord de la France, à une heure de Paris. Je culpabilisais en pensant que ma fille n'avait que moi, je culpabilisais du fait qu'elle n'ait pas de père et que je l'éloigne en plus de sa famille maternelle. Après avoir trouvé un appartement, nous avons pris le train, direction notre nouveau chez-nous. Ma fille pouvait enfin rencontrer toute ma famille et passer du temps avec elle. Nous étions heureuses comme ça, mais au fond, chaque soir, en me couchant, j'avais de la peine. De la peine pour elle, parce qu'elle n'avait que moi. Toujours, cette question me hantait : « Comment vais-je le lui annoncer ? »

LE RETOUR DE L'ENDOMÉTRIOSE

Si j'étais rentrée, c'était aussi parce que, après ces cinq mois, la maladie était revenue. J'avais allaité Luna pendant deux mois, puis j'avais eu mon retour de couches, et quelques mois plus tard, l'endométriose a de nouveau frappé à ma porte : « Toc, toc, toc, je suis de retour, tu m'avais manqué… » Pas toi ! Les douleurs étaient encore plus intenses qu'avant, dans le bas du ventre, le bas du dos, parfois même dans les jambes…

Je me suis inscrite en salle de sport pour reprendre une activité intense. Je savais que ça me calmait beaucoup, et ça m'a permis d'atténuer mes douleurs, en plus de retrouver ma ligne. J'avais également pris rendez-vous avec les médecins de ma ville, pour voir quel traitement serait le plus adapté. En attendant, je tournais aux médicaments basiques et au sport.

Quand les douleurs ne me permettaient pas de me lever, ma maman venait m'aider et gardait Luna. C'était plus difficile qu'avant, car cette fois, je devais vivre avec l'endométriose, mais aussi m'occuper de ma fille. Je ne pouvais pas m'allonger avec ma bouillotte et attendre que ça passe. J'étais seule, et je ne voulais pas que Luna se rende compte de quoi que ce soit, donc je restais parfois pliée en deux, mais je marchais et jouais avec elle, je la portais… Je souffrais en silence et consacrais toute l'énergie qu'il me restait à ma fille.

Juste après son premier anniversaire, nous avons déménagé dans une maison. Je souhaitais qu'elle ait une grande chambre, comme elle grandissait et marchait. Elle avait besoin de plus d'espace. Je tenais à ce qu'elle ait un jardin avec des jeux extérieurs.

Je faisais tout en fonction d'elle, pour son bien-être. Je voulais qu'elle ne manque de rien ; c'était mon seul objectif. Chaque jour, je me disais « OK, elle n'a que moi, mais elle aura autant d'amour et de confort que si elle avait ses deux parents». Alors, c'est vrai, je ne dormais pas beaucoup, j'avais le cerveau en ébullition, pour être toujours plus créative au travail et dans mes projets. Je créais du contenu pour les réseaux et recherchais une agence d'influenceurs pour travailler avec de plus grandes marques. Ma seule peur à cet instant, c'était de ne pas gagner assez d'argent, de ne pas pouvoir nourrir ma fille comme je le voulais, pouvoir l'habiller comme je le désirais…

Bref, je me mettais une pression énorme. Mais j'y arrivais! Luna ne manquait de rien. C'était une enfant bien éduquée, gentille, drôle. À un an, c'était même un vrai petit clown! Elle cherchait toujours à me faire rire, à danser, chanter, faire des spectacles avec ses robes de princesse. C'était une fillette heureuse, et à partir de ça, je me disais : «OK, t'es seule, mais tu gères plutôt bien.» J'avais la ferme intention de continuer comme ça. Et puis, le principal était là : on s'aimait plus que tout, on était fusionnelles, tout le temps ensemble. On n'avait besoin de rien d'autre.

RETOUR À LA (TÉLÉ)RÉALITÉ

Peu après son premier anniversaire, on m'a proposé une nouvelle téléréalité. C'était une émission de rencontres, mais pas seulement. Avant tout, c'était un programme où l'on pouvait régler nos problèmes, travailler sur notre mal-être avec une coach de vie.

L'idée de partir en tournage en République dominicaine pendant plusieurs semaines, loin de ma fille, me traumatisait. Mais après réflexion et discussion avec ma famille, qui m'avait promis de bien prendre soin d'elle pendant mon absence, j'ai accepté. Je le faisais pour elle, pour nous.

Une téléréalité, c'est plutôt bien payé. Puis, derrière, ça nous permet de travailler davantage avec les réseaux sociaux. La visibilité que cela nous donne nous amène de nouveaux abonnés. La communauté s'agrandit et nous fait confiance quand on lui présente des marques. Or, le travail avec les marques était ma rentrée d'argent principale pour m'occuper de ma fille. J'avais envie de développer mes réseaux un peu plus, c'était donc l'occasion idéale !

Certaines mamans vont au bureau tous les jours. Moi, je partais en tournage deux fois dans l'année, et, le reste du temps, je travaillais depuis chez moi. L'un dans l'autre, je me sentais chanceuse de pouvoir être avec Luna au quotidien, et je prenais sur moi pendant les séparations, que je savais temporaires, même si cela était très dur, car, comme je vous l'ai dit, je suis très proche de ma fille.

Le temps de cette émission en République dominicaine, je lui téléphonais chaque matin, avant le début du tournage. Avec le décalage horaire, ça tombait bien, et je pouvais l'appeler en visio. La voir me faisait un bien fou. Luna ne vivait pas mal notre séparation. Elle ne pleurait pas, elle était bien avec ma sœur et ma maman. Ça m'apaisait beaucoup, même si je n'avais qu'une hâte : la retrouver !

LOVE COACHING

Durant le tournage, j'ai bénéficié d'un coaching avec Lucie, la *love coach*, qui est également énergéticienne. Tout le monde n'en disait que du bien, donc j'avais hâte de voir ce qu'elle pouvait m'apporter. Ma problématique, c'était que je me sentais abandonnée. Je n'avais plus confiance en personne, plus confiance en l'amour.

Au fond, j'étais toujours amoureuse de Maxime, et j'étais rongée par le fait d'élever ma fille sans lui, en le sachant en couple avec une autre. Côté cœur, dès que je rencontrais quelqu'un, je le comparais à Maxime, et je ne le trouvais jamais à la hauteur, donc ça n'allait pas plus loin. Je ne pouvais pas trouver l'amour, et je n'en avais pas réellement envie, car je ne voulais qu'un seul homme. Cet abandon que j'ai expérimenté et cette douleur avec laquelle je vivais au quotidien me rendaient triste et incapable de me projeter en couple à nouveau, si ce n'était pas avec le père de Luna. Il fallait que je m'enlève cette idée de la tête. Cela faisait deux ans que je n'avais aucune nouvelle de lui, et il était toujours en couple.

Lucie m'avait prévu un massage sur la plage, réalisé par une dame qui travaillait avec les énergies. Une sorte de magicienne du bien-être ! Cette femme ne parlait pas français et ne le comprenait pas non plus. Au fur et à mesure que je me confiais à Lucie sur mon histoire avec le père de ma fille, sur le mal-être que je ressentais chaque jour, la masseuse allait exactement aux endroits qu'il fallait. Lorsque j'évoquais la grossesse que j'avais dû vivre seule, elle travaillait sur mon ventre, lorsque je parlais de ma fille et de tout l'amour que j'avais pour elle, que j'affirmais pouvoir donner ma vie pour elle, la masseuse se rapprochait de mon cœur…

Au fur et à mesure, j'éprouvais une sensation étrange. C'était comme si Lucie et la masseuse parvenaient à soulager mes douleurs, ces douleurs profondes que je ressentais depuis deux ans. Le soin soulageait également mes souffrances physiques, surtout lorsque la praticienne travaillait au niveau de mon ventre. C'était comme si me défaire de mes énergies négatives et libérer ma parole calmait les douleurs liées à l'endométriose. Comme si ce massage et ces paroles permettaient de rééquilibrer mes énergies, pour que je retrouve un bien-être psychologique. J'avais cette sensation que tout le mauvais en moi s'évaporait, partait très loin.

Après cela, je me suis sentie très fatiguée, mais soulagée d'un poids. Voilà, je l'avais avoué, alors que jusque-là je ne le reconnaissais pas et essayais de me convaincre du contraire : j'aimais encore Maxime. J'avais espoir qu'il revienne, mais il fallait que je me rende à l'évidence et que j'avance… Cela n'arriverait pas. J'ai alors effacé le faux compte que j'avais créé. À partir de ce jour-là, j'ai arrêté de surveiller ce qui se passait dans sa vie. Je ne voulais plus rien savoir, je ne voulais plus avoir mal.

LE RETOUR

Je suis rentrée de ce tournage après un mois d'absence – les plus longues semaines de toute ma vie, parce que loin de ma fille. Nous sommes restées au moins dix jours à la maison, dans notre bulle, à nous faire des câlins, à jouer. On ne se quittait plus, on s'était trop manqué !

J'étais soulagée d'avoir retrouvé ma fille, et également de m'être confiée comme je ne l'avais jamais fait auparavant. Cela n'allait pas être facile, mais je savais désormais que je devais tourner la page. Pour mon bien-être et celui de ma fille, il était indispensable que j'accepte que son père ne reviendrait pas. C'était comme ça, il fallait que j'avance en essayant de ne plus penser à lui.

L'été approchait. J'avais prévu trois semaines de vacances chez mon père et sa femme, dans le Sud de la France, près d'Aix-en-Provence. Ils ne vivaient pas près de chez nous, donc, dès que cela était possible, je descendais les voir pour que l'on puisse passer du temps avec eux. Luna avait l'habitude de tout faire avec moi, et elle était contente d'aller passer des vacances au soleil, chez papi ! La famille est importante pour moi, et il était essentiel que je fasse vivre ces instants précieux à ma fille. Pendant notre séjour, nous allions à la plage, au restaurant, à la piscine, nous balader, découvrir de jolis paysages. Parfois, j'allais me promener seule avec Luna, car on avait parfois ce besoin de se retrouver rien qu'à deux.

Un soir, alors qu'on était sur le point de passer à table, mon téléphone a sonné. J'ai tout de suite pensé au travail.

Mais j'ai vu «*Maxime*» s'afficher à l'écran. Je me suis dit que c'était impossible, que ça ne pouvait pas être *le* Maxime auquel je pensais. J'ai ouvert le message et lu : «*Coucou, je voulais savoir si tu étais prête à faire un test de reconnaissance. Si Luna est bien ma fille, je suis prêt à assumer mon rôle. Je suis prêt à te voir pour que l'on discute de tout ça, afin de faire au mieux pour elle.*»

Les bras m'en tombaient, mon cœur s'emballait. Je ne savais plus où j'étais. J'ai eu besoin de quelques instants pour assimiler ce qui venait de se passer. Après deux ans de silence, je recevais enfin des nouvelles du père de ma fille. Je n'y croyais plus, c'était un véritable choc! Tout se mélangeait dans ma tête, et j'avais besoin de prendre mon temps pour remettre ça en ordre et pouvoir lui écrire.

MIEUX VAUT TARD QUE JAMAIS!

Le lendemain, je lui ai donné une réponse favorable et l'on s'est donné rendez-vous à mi-chemin, comme il était à Cannes et moi près d'Aix-en-Provence. Mon père était le seul au courant. Étant donné la scène à laquelle il avait assisté en venant me chercher chez Maxime, deux ans auparavant, en me retrouvant, enceinte, devant un portail fermé, sans aucune explication de la part de mon ex, il n'était pas très enthousiaste. Mais en bon père, il m'a soutenue. Il m'a prêté sa voiture et m'a dit : «Vas-y, va voir ce qu'il a à te dire. Nous garderons Luna.»

Maxime voulait que l'on discute de Luna. Je ne savais absolument pas ce qu'il en était de sa vie amoureuse, s'il était toujours avec une fille ou célibataire. J'avais quand même ma petite idée, car celle avec qui il était en couple juste après notre séparation l'empêchait de tout. À l'époque, elle m'avait envoyé un message qui disait : « *Bien fait pour ce qui t'arrive, tu mérites pas mieux. Maintenant, laisse-nous tranquilles.* » J'avais l'impression qu'elle tenait les rênes. Alors, pourquoi reviendrait-il au bout de deux ans, sachant qu'il n'avait rien fait avant ?

En y réfléchissant, j'ai trouvé ça bien. Oui, deux ans, c'était long, mais certains hommes ne reviennent jamais. Lui avait fait ce premier pas, il avait pris sur lui et m'avait contactée. Il était prêt à prendre soin de sa fille, et c'était une super nouvelle pour Luna. Il y a des hommes qui ont besoin de temps pour encaisser ce genre de nouvelle. Je savais que, à l'époque, Maxime ne voulait pas d'enfant, qu'il n'était pas prêt pour ça. Je me disais qu'il avait dû gagner en maturité et que finalement, pendant ces deux ans, il n'avait jamais cessé d'y penser. Sa fille avait toujours été dans un coin de sa tête.

Quant au test de paternité, cela ne me posait aucun problème. S'il n'avait besoin que de ça pour reconnaître sa fille, on pouvait y aller ! Je comprenais qu'il ait besoin d'une preuve, et je n'avais aucun doute sur l'identité du père de ma fille. Il pouvait donc faire tous les tests qu'il voulait. Avant de partir le rejoindre, j'étais tellement stressée, surexcitée, mais, en même temps, hésitante. J'avais peur, je me demandais comment ces retrouvailles allaient se passer. Bien évidemment, comme toute femme qui se respecte, je me suis mise sur mon 31. Je me suis apprêtée, sans trop en faire non plus, mais j'avais envie de lui plaire de nouveau. J'ai enfilé un petit body noir, une jupe courte fleurie, des claquettes, des bijoux, et c'était parti ! Au fond, j'avais envie de le séduire, et toujours ce petit espoir qu'on se remette ensemble, qu'on devienne une vraie famille. C'était mon rêve depuis plus de deux ans.

RETROUVAILLES

À midi, j'ai fait un bisou à Luna, puis j'ai pris la route. J'avais plus d'une heure de trajet, et le sourire aux lèvres tout du long! J'espérais simplement que ce sourire perdurerait après la rencontre. Arrivée au lieu de rendez-vous, je l'ai vu. Il était venu avec notre petit chien, Billy, que je n'avais pas revu depuis notre séparation. Doubles retrouvailles!

Physiquement, Maxime n'avait pas changé. Bon, il avait pris en masse musculaire, puisqu'il continuait les compétitions; il portait d'ailleurs un débardeur kaki qui faisait ressortir tous ses muscles, puis il avait toujours ce visage, ce regard qui m'avaient fait craquer la première fois. Encore et toujours, exactement mon style! On s'est fait la bise avec un petit sourire timide, puis on s'est dirigés vers le restaurant.

On a discuté de Luna, de nous et de ce qui s'était passé. Il y a eu des moments un peu plus durs que d'autres, mais, finalement, on s'est mis d'accord. Il allait entrer dans la vie de Luna et assumer son rôle de père. J'étais tellement soulagée et heureuse pour ma fille.

Tout au long de ce rendez-vous, quelque chose était revenu. Le coup de foudre qu'on avait eu lors de notre première rencontre se percevait. À travers les regards, les sourires, j'ai eu l'impression qu'il se passait à nouveau quelque chose, et que c'était réciproque. Ces papillons que j'avais dans le ventre, dans la tête, partout, c'était lui, et je n'avais qu'une envie : le récupérer, le prendre dans mes bras, l'embrasser. Mais il ne fallait pas aller trop vite en besogne. Il était là pour Luna avant tout!

Je sentais que notre complicité revenait, mais je fus au summum de ma déception lorsque je lui ai posé la question « Tu es encore avec elle ? » et qu'il a répondu « Non, mais je suis avec une autre ! » Eh bien, il ne perdait pas de temps, celui-là! Aux petites piques que je lui ai lancées ensuite, il a bien compris que j'aurais aimé me remettre en couple avec lui. Le message était passé.

Il m'a tendu un cadeau en me disant que c'était pour Luna. Bon, je ne savais pas ce que j'allais dire à ma fille quant à l'identité de la personne à l'origine de ce cadeau, mais en tout cas, le geste était très mignon.

En rentrant chez mon père, on a ouvert le paquet. J'ai tout de suite mis à Luna le petit T-shirt de super héros que son père lui avait offert. Son premier cadeau, c'était symbolique ! J'ai envoyé quelques photos à Maxime. C'était nouveau pour moi, je pouvais enfin lui envoyer des images de sa fille, communiquer avec lui. C'était génial ! À partir de là, on a commencé à s'envoyer d'autres messages.

SECONDE CHANCE

Au retour de sa compétition, où sa petite amie l'avait accompagné, il m'a annoncé qu'il était à nouveau célibataire, que notre rendez-vous l'avait chamboulé et qu'il avait toujours des sentiments pour moi. C'était le feu d'artifice dans mon cœur, un vrai 14 Juillet… Un jour à marquer dans l'Histoire ! Tout ce que j'avais attendu se produisait. J'étais très heureuse.

Tout ce que je voulais, c'était bien faire les choses, et dans l'ordre, pour ne pas trop perturber Luna. Je savais que ce serait un énorme changement pour elle. Au vu de ce qu'on ressentait à nouveau et de sa volonté de reconnaître Luna, on a décidé de se laisser une seconde chance et de se voir rien qu'à deux pour commencer. On se retrouvait le week-end, on se faisait hôtel et restaurant en amoureux, comme si rien de mauvais ne nous était jamais arrivé. Nous avions fait table rase du passé et choisi d'aller de l'avant, de mettre nos rancœurs de côté.

À mon retour, j'avais beaucoup de choses à faire au niveau du travail – toujours mon métier d'influenceuse –, et j'étais également en pleine préparation du baptême de Luna, qui approchait à grands pas! Je jonglais entre les rendez-vous à l'église – où j'étais d'ailleurs la seule maman solo face à tous les couples qui venaient –, les magasins de décoration, l'envoi des invitations à toute la famille.

Maxime ne souhaitait pas être présent. Il ne le pouvait pas vraiment, à cause de son travail de policier, mais surtout, il ne se sentait pas d'affronter le regard de mes proches, et de voir Luna pour la première fois, alors qu'elle serait entourée de tout ce monde. C'était son choix, je le respectais et le comprenais. On devait organiser cette rencontre au mieux, pour que notre fille, qui n'avait alors qu'un an et demi et ne savait pas ce qu'était un papa, puisse assimiler tout ça. Maxime était donc absent au baptême, mais, quelques jours après, nous avons pris la route pour Cannes Luna et moi, afin de le rejoindre et de passer du temps avec lui.

J'étais anxieuse, mais au fond, heureuse. J'avais commencé à montrer des photos de Maxime à Luna, je lui avais fait feuilleter son album de naissance, dans lequel j'avais ajouté des photos de son papa, seul et avec moi. Au départ, il était prévu pour plus tard, quand je lui aurai dévoilé son histoire. Elle commençait à l'identifier sur les photos et à dire « papa », donc j'espérais qu'elle le reconnaîtrait une fois qu'elle le verrait.

Après plusieurs heures de trajet, on est arrivées dans le Sud. Dans le parking souterrain de la résidence de Maxime, il faisait sombre. Ma fille était fatiguée, mais à peine son père est-il apparu à sa vitre qu'elle a lancé un « Papa ! » enthousiaste. Elle l'avait reconnu, comme si c'était évident, comme si elle l'avait déjà vu. Les gènes avaient parlé ! C'était dingue, et en même temps tellement touchant.

LA VIE À TROIS

Les jours qui ont suivi ont été magiques. J'avais l'impression que notre famille avait toujours été unie. Alors, oui, il y avait quelques petits réglages à faire. Je devais laisser plus de place à Maxime, lui faire confiance, bien que mon côté maman poule, protecteur, prenne parfois le dessus. En tout cas, on trouvait notre rythme à trois.

Quant au test de paternité, Maxime l'a fait le lendemain de notre arrivée. Il avait besoin de se rassurer. Les résultats sont tombés, sans que je ressente le moindre stress, car il n'y avait aucun risque qu'ils soient négatifs. Mais, quand il a vu qu'il était écrit « 100 % », quand il s'est rendu compte, sur le papier, que Luna était réellement sa fille, j'ai vu dans ses yeux un sentiment de soulagement et de lâcher-prise.

Notre famille se construisait et devenait solide ; on était heureux tous les trois. Pour notre logement principal, il fallait faire un choix, car les allers-retours entre le Nord et le Sud n'étaient plus possibles. Comme j'avais ma maison dans le Nord, on est partis s'installer là-bas, après que Maxime a pris un congé paternité – il pouvait, puisqu'il venait de reconnaître Luna officiellement.

Notre petite fille était de plus en plus épanouie. Notre vie à toutes les deux avait changé, mais on était toujours aussi fusionnelles, avec en plus, notre pilier. Maxime remplissait à merveille son rôle de père, et à force de le voir interagir avec Luna, l'idée d'avoir un deuxième enfant me trottait dans la tête.

Chapitre 5
NOTRE SECOND MIRACLE

NOUVEAUX ESSAIS BÉBÉ

Mon endométriose était revenue cinq mois après mon accouchement, avec les mêmes douleurs qu'auparavant, voire plus intenses. Heureusement, j'avais maintenant Maxime pour s'occuper de Luna lorsque les crises survenaient, le matin comme le soir. Ça, c'était un vrai soulagement, un stress en moins.

> **Le fait d'avoir un soutien au quotidien, une épaule sur laquelle s'appuyer et une oreille à qui se confier sur ses douleurs aide beaucoup, non pas à la guérison, mais à l'acceptation de cette maladie.**

En vivant avec moi, Maxime a pu se rendre compte que je ne mentais pas, que j'étais bien atteinte d'endométriose, contrairement à ce qu'il avait pensé lorsque je lui avais annoncé ma grossesse.

Il l'a également constaté quand on s'est lancés dans la conception d'un deuxième bébé. Selon lui, ça allait être facile, vu comment ça s'était passé la première fois. Mais moi, j'étais persuadée du contraire. La maladie était revenue puissance dix. Les dernieres I.R.M. et échographie pelvienne avaient fait ressortir que des kystes commençaient à se former.

Effectivement, après plus d'un an d'essais, toujours rien. On a donc consulté, sur Paris, une gynécologue spécialisée en endométriose, qui nous a soumis à une série de tests et fait répondre à plusieurs questionnaires. Cette docteure était également spécialisée en FIV et autres méthodes pour aider les femmes à avoir un enfant. On cherchait pourquoi je n'arrivais pas à tomber enceinte, et pourquoi c'était venu d'un coup la première fois. Il avait suffi d'un rapport sans protection, et maintenant qu'on voulait agrandir la famille, plus rien ne se passait.

La gynécologue m'a expliqué que, depuis la première grossesse, des années s'étaient écoulées, et que la maladie avait avancé, d'où nos difficultés. Elle m'a demandé si j'avais une bonne hygiène de vie, si je mangeais sainement, si je faisais du sport, si je fumais ou si je buvais beaucoup de café. Puis, elle s'est tournée vers Maxime en lui demandant s'il était d'accord pour faire quelques tests, car le problème pouvait également venir de lui. Franchement, à ça, on y croyait moyen, vu ce qui nous était arrivé avec Luna. Pour nous, c'était, à coup sûr, la maladie qui nous bloquait.

Après ce premier rendez-vous, on s'est documentés sur les méthodes qu'elle nous avait présentées, et l'on s'est dit que l'on pourrait envisager une FIV, si jamais ça ne fonctionnait pas naturellement.

Quelles stratégies peuvent être mises en place pour avoir un bébé quand on souffre d'endométriose ?

Réponse du docteur Michel Mouly, gynécologue, chirurgien et obstétricien :

Actuellement, on est dans un processus mercantile d'utilisation de PMA et donc de FIV sans avoir respecté une **écofertilité**. On voit trop souvent des femmes faire quatre FIV sans qu'on leur ait jamais prescrit de cœlioscopie !

L'écofertilité, ou écologie de la fertilité, consiste à restaurer un équilibre anatomique et fonctionnel. L'objectif est de réduire ou d'éliminer tous les facteurs toxiques à la fertilité spontanée : tabac, surpoids, sédentarité, cannabis, certains médicaments, endométriose...

Avant de considérer que la femme est infertile (au bout de six mois d'essai, car les femmes peuvent tomber enceintes tardivement), il est nécessaire de faire un bilan adapté : interrogatoire du couple, examen gynécologique, échographie endovaginale, essayer de voir la patiente au moment de l'ovulation, hystérosalpingographie pour apprécier la perméabilité des trompes, si besoin une I.R.M. pelvienne sans dramatiser, comme cela se passe actuellement. Du côté masculin, un spermogramme et un interrogatoire.

En fonction des résultats, votre médecin devrait se concerter avec un chirurgien spécialisé, un médecin spécialisé en PMA et un docteur en pharmacie spécialisé dans la fertilité.

Soit on décide une PMA adaptée par FIV d'emblée, et en cas d'échec au bout de deux tentatives, parfois une chirurgie de l'endométriose. Soit on décide une cœliochirurgie dans des mains spécialisées avec, par la suite, en réglant les problèmes d'écofertilité, une grossesse spontanée dans 50 % des cas dans les neuf mois, ou une PMA.

PREMIER TRAUMATISME

Après ce rendez-vous, nous avons continué à essayer. On le voulait, ce deuxième enfant, on y croyait ! Peu de temps après, comme j'avais quelques symptômes, j'ai fait un énième test de grossesse, sans grande conviction.

Et là, en retournant dans les toilettes pour regarder le résultat… j'ai vu « *Enceinte* » affiché sur l'écran ! J'ai sauté de joie, j'avais les larmes aux yeux. J'ai couru vers Maxime qui se trouvait alors dans la dépendance, au fond du jardin de notre nouvelle maison – on avait acheté notre première maison ensemble, bien plus spacieuse, pour agrandir la famille. On s'est sauté dans les bras et on s'est dit « Tu vois, on y est arrivés ! » Naïvement, on pensait que tout se passerait bien, puisque lors de ma première grossesse, même si j'avais dû être alitée, tout s'était déroulé normalement, je n'avais eu aucun problème.

Les premières semaines se sont bien passées, mais, au début de la sixième, j'ai commencé à avoir des saignements. Là, j'ai compris que quelque chose n'allait pas. Quand j'ai appelé mon médecin, il m'a dit de ne pas trop m'inquiéter, que cela pouvait venir de la maladie, mais que ça n'aurait pas forcément de conséquences sur la grossesse.

Juste après ce coup de fil, je l'ai vu en consultation. J'avais confiance en lui, c'est le gynécologue de la famille. Il a fait naître mes neveux et nièces, il suit mes sœurs, ma mère, et maintenant moi. J'étais rassurée d'être accompagnée par lui. J'avais simplement envie qu'il me fasse une échographie au plus vite.

À peine arrivée et installée, il m'a annoncé une mauvaise nouvelle. Il y avait bien un fœtus, mais il n'avait pas la taille qu'il aurait dû avoir, et surtout... il n'entendait pas de cœur. La grossesse avait dû s'interrompre plusieurs jours auparavant sans que je m'en rende compte. Ce fut le coup de massue. On l'attendait tellement, ce bébé. Je me suis mise à pleurer dans le cabinet.

Mon médecin essayait de me consoler, il avait connaissance de mon histoire, de ces années d'essais. Cette fois, j'étais tombée enceinte. Alors, certes, ça n'avait pas tenu, c'était triste, mais il fallait aussi voir le positif et se dire que c'était possible. La maladie ne m'empêchait pas d'avoir des enfants, donc c'était plutôt bon signe. Mais on avait beau tout me dire, j'étais dévastée. Je me voyais déjà tellement avec ce deuxième bébé...

Ce n'était malheureusement que le début d'un combat pour avoir un autre enfant.

Quels sont les différents aspects de l'endométriose qui peuvent empêcher la grossesse ?

Réponse du docteur Michel Mouly, gynécologue, chirurgien et obstétricien :

Quel que soit le type d'endométriose, celle-ci peut être responsable d'une infertilité. Une endométriose minime non détectable aux examens habituels (examen clinique, échographie vaginale, I.R.M.

pelvienne, hystérosalpingographie) peut être retrouvée lors d'une cœlioscopie pour infertilité inexpliquée. Mais, dans le même temps, une endométriose profonde (décrite comme sévère avant) n'est pas obligatoirement responsable d'une infertilité !

Voici quelques causes fréquentes :

- Un kyste supérieur à 3 cm ou des kystes bilatéraux sont le plus souvent un obstacle à une fertilité spontanée.
- Une atteinte bilatérale des trompes est une cause d'infertilité majeure. Une trompe atteinte n'est pas un obstacle, mais ne favorise pas une grossesse spontanée rapidement.
- L'atteinte du cul-de-sac de Douglas qui représente « le puits de fertilité » où va baigner l'ovule libéré lors de l'ovulation doit être indemne de lésions inflammatoires d'endométriose.

Tout cela est dû à l'inflammation, on pourrait parler de « burn-out des ovaires ». Pour moi et de nombreux spécialistes de l'infertilité, on ne parlera ***« d'infertilité inexpliquée »*** qu'après avoir fait une cœlioscopie qui élimine une endométriose non détectable par les moyens habituels.

SÉRIE DE FAUSSES COUCHES

J'ai enchaîné les fausses couches, jusqu'à la quatrième. Cette fois, j'étais enceinte de trois mois. Avec Maxime, on avait très peur. On n'avait parlé de cette grossesse à personne, car on était traumatisés. Chaque fois que j'allais aux toilettes, je priais pour ne pas avoir de perte de sang en urinant. Chaque jour, je priais pour que cette grossesse tienne jusqu'à ce que mon second miracle pointe le bout de son nez. Personne ne savait rien des fausses couches ou de cette grossesse, ni les réseaux sociaux ni nos familles. On voulait vraiment attendre, être sûrs.

Lors de la première échographie de contrôle, on était tétanisés. Cette fois-là, Maxime était avec moi, mais j'avais peur de revivre la même chose, de ne rien voir et de n'entendre aucun battement de cœur. Après quelques secondes d'attente insoutenables, le gynéco, en continuant son échographie, a augmenté le son de l'appareil, et là, ce fut le soulagement ! On entendait le cœur du bébé. Il nous a dit que tout allait bien, que cette grossesse irait sûrement à terme. En sortant de ce rendez-vous, je suis tout de suite allée acheter un doppler pour écouter le cœur de mon bébé moi-même, et me rassurer. Étant quelqu'un de très angoissé, il était essentiel pour moi de me tranquilliser de cette façon, en attendant le prochain rendez-vous.

Avec Maxime, on était confiants. Plus cette grossesse avançait, plus on y croyait. Les trois premiers mois étant révolus, on a décidé d'annoncer la nouvelle à Luna, elle qui voulait tant un petit frère ou une petite sœur et nous le réclamait régulièrement. À chaque sortie d'école, elle nous disait : « Maman, papa, pourquoi moi je suis toute seule ? Je veux un frère ou une sœur, comme mes copines d'école ! » Quand on lui a dit, elle nous a fait son petit sourire timide, puis elle a sauté dans nos bras. On était plus heureux que jamais. On en a donc également parlé à nos familles. Notre entourage était ravi et impatient, comme nous, de rencontrer ce deuxième bébé.

Je prêtais extrêmement attention à ce que je faisais, à ce que je mangeais – lors des précédentes grossesses, j'avais continué à faire du sport, à porter les courses et Luna comme si de rien n'était. Mais le gynécologue m'avait prévenue. Avec mon endométriose, tout était fragile ; pour que la grossesse tienne, je devais être au repos le plus souvent possible, ne rien porter de lourd, pas même Luna, ce qui était très dur pour nous deux. Mais je respectais cela et mettais tout en œuvre pour garder ce bébé.

ET VOUS, QUELLES PRÉCAUTIONS AVEZ-VOUS DÛ PRENDRE PENDANT LA GROSSESSE ?

Marion. *Pour ma part, j'ai eu un premier accouchement à 31 semaines plus six jours, un accouchement prématuré sans aucune précaution particulière tout au long de la grossesse, et plus tard une grossesse extra-utérine.*

Pour mon deuxième bébé, j'étais donc alitée avec des injections hebdomadaires pour arrêter les contractions et aller le plus loin possible. Il s'agissait d'injection de progestérone que j'ai eu de 17 semaines à 34 semaines, et j'ai été déclenché à 38 semaines, car la poche des eaux était fissurée. On a pris le maximum de précautions et heureusement je suis allée le plus loin possible.

Ève. *Après ma première grossesse, on a découvert un nodule d'endométriose au-dessus de ma cicatrice de césarienne. Après arrêt de la pilule et une opération assez conséquente pour enlever ce nodule, j'ai pu retomber enceinte. Ma gynécologue m'a quand même conseillé de rester alitée tout le long de ma grossesse, car elle était considérée à risque au vu de mes antécédents et de ma maladie. Finalement, tout s'est bien passé et j'ai pu aller jusqu'à mon terme, même si neuf mois, c'était très long. J'ai aujourd'hui un bébé en bonne santé.*

Vanessa. *Je suis atteinte d'endométriose, et les femmes porteuses de cette maladie ont entre 10 et 20 % de risques de faire une fausse couche dans les trois premiers mois comme l'a indiqué mon gynécologue. Il m'a donc conseillé d'éviter toute source de stress et d'éviter de porter du poids pour ne pas tirer sur les abdos et ainsi éviter les contractions utérines, ou d'avoir les bras trop longtemps en l'air. Il m'a conseillé également de ne pas avoir trop de rapports et surtout pas avant trois mois pour éviter la fausse couche.*

J'ai dû suivre toutes ces précautions, car, après mon premier accouchement où tout s'est bien passé, j'ai eu plus de difficultés pour le deuxième bébé. J'ai dû faire face à une fausse couche à trois mois et demi, cela a été très éprouvant pour moi et je ne voulais en aucun cas revivre ça. J'ai donc suivi les conseils de mon médecin à la lettre et ma grossesse est allée à terme et tout s'est bien passé.

Guislaine. *Je suis atteinte d'endométriose depuis l'adolescence, mais on a mis le doigt dessus à ma première fausse couche à 26 ans grâce à une batterie d'examens. Après plusieurs fausses couches, j'ai été classée grossesse à risque, donc à ma première « vraie » grossesse j'avais un suivi tous les douze jours jusqu'à six mois de grossesse environ, puis un par mois, et sur le dernier mois de nouveau tous les douze jours et ensuite des rendez-vous de plus en plus rapprochés. On me prédisait un accouchement précoce et je suis allée à terme plus six jours pour ma première et huit jours de plus pour mon fils.*

Lors de ces deux grossesses, on m'a prescrit un traitement pour éviter les fausses couches et développer le bébé correctement : de l'acide folique, de l'Aspégic nourrisson. Après ces deux grossesses, Dame nature a décidé que c'était suffisant pour moi, mais j'ai les deux bébés miracles. J'ai 43 ans bientôt et je vais très certainement subir l'ablation de l'utérus pour pouvoir, j'espère, vivre sans douleur.

J'avais toujours une peur en moi, mais je décidais de la mettre de côté et d'avancer. J'avais même commencé à acheter des vêtements de grossesse, car mon ventre prenait de plus en plus d'ampleur. Sur les réseaux ou dans la rue, certaines personnes remarquaient ce changement physique, donc l'annonce ne tarderait pas.

Je devais également révéler l'information dans l'émission *Mamans & célèbres*, à laquelle je participais depuis plus d'un an – c'est un programme qui suit la vie de famille de plusieurs mamans connues. Nous avions prévu de filmer mon rendez-vous gynécologique, au cours duquel on devait découvrir le sexe du bébé, ainsi que de raconter cette grossesse et les fausses couches vécues avant.

Mais la veille au soir, en me préparant à aller au lit, j'ai voulu écouter le cœur du bébé avec le doppler, comme d'habitude. Silence. Je n'entendais rien, aucun cœur ne battait… J'ai paniqué. J'ai appelé mon médecin, qui m'a dit de venir le lendemain, à la première heure. Maxime est resté à la maison avec Luna, mais il était tout aussi inquiet que moi. Je suis partie en vitesse, direction l'hôpital. En conduisant, je touchais mon ventre, je parlais à mon bébé, je le suppliais de ne pas me quitter, je lui assurais que tout allait bien se passer et qu'on se battrait ensemble !

J'essayais de rester positive, de penser à ce cap des trois mois que nous avions franchi, je me disais que ce n'était pas possible, que cette fois le bébé grandissait bien, qu'il n'y avait aucune raison que cette grossesse s'interrompe. Je n'arrivais pas à me calmer, je pleurais, je priais, j'espérais...

En faisant son contrôle, le médecin est resté silencieux. Il était tellement dépité et triste pour moi qu'il se taisait. Puis, il m'a prise dans ses bras et m'a dit de m'asseoir, qu'il allait me parler. Il m'a expliqué qu'il ignorait pourquoi, mais que ma grossesse s'était arrêtée. Qu'il fallait croire en la nature, qu'elle faisait bien les choses, et que ce bébé avait peut-être un problème. Il m'a encouragée à ne pas cesser d'y croire, à continuer d'essayer, parce que je parvenais à tomber enceinte.

À ce moment-là, il avait beau me dire tout ce qu'il voulait, même si je savais à quel point il était compatissant et bienveillant, j'avais simplement retenu : « La grossesse s'est arrêtée. » C'était ma quatrième fausse couche.

J'étais à bout. J'avais l'impression que ce que je vivais était inhumain, que jamais je n'avais eu aussi mal au cœur de ma vie. J'avais encaissé trois fausses couches sans rien dire à personne, mais là, je n'en pouvais plus. Je suis restée à l'hôpital, car on devait me faire un curetage[1]. Mais j'étais forcée d'attendre seule. J'ai tout de suite eu Maxime au téléphone. Dans la salle d'attente, je me suis assise à l'écart. Il m'était impossible de me calmer, d'arrêter de pleurer. J'ai alors décidé de prendre mon téléphone et de me confier sur les réseaux.

J'ai tout dit à ma communauté ; je ressentais ce besoin de me confier, d'expliquer ce qui m'était arrivé et d'apporter mon soutien aux femmes qui avaient vécu ou vivaient la même chose. J'ai

1. Geste chirurgical consistant à retirer les fragments de tissu embyronnaire encore accrochés à la paroi utérine.

ajouté une photo qui datait de la veille, où l'on voyait mon ventre bien rond, et j'ai annoncé ma fausse couche. J'étais triste, mais d'un coup, voyant le nombre de messages de soutien bienveillants que je recevais, je me suis sentie moins isolée. Je n'étais pas seule pour endurer cette épreuve, toute ma communauté était derrière moi ! Il m'a fallu dix jours de silence pour me retrouver avant de pouvoir à nouveau affronter le monde.

ET VOUS, AVEZ-VOUS DÛ AFFRONTER LA DOULEUR D'UNE FAUSSE COUCHE ?

Laura. *Pour ma part, je n'ai pas d'endométriose, mais le SOPK (syndrome des ovaires polykystiques) qui handicape une femme sur sept pour enfanter. J'ai aussi de grosses adhérences, mais pas d'endométriose connue à ce jour. J'ai 35 ans, deux enfants qui ont dix ans d'écart et pour cause, au début, on me disait que tout allait bien et surtout que mon système reproductif n'avait aucun problème. J'ai pourtant mis quatre ans à avoir mon premier fils naturellement, je n'ai pas de cycles normaux et je peux être six mois sans menstruations puis les avoir ensuite deux fois dans le mois. De plus, je n'ovule pas tout le temps et pas de bonne qualité.*

Après les deux ans de mon premier enfant, on a voulu essayer de mettre bébé deux en route et là, on m'a tout de suite dit que ce sera difficile sans me préciser pourquoi. Quatre ans plus tard, je tombe enceinte naturellement et là, à notre grande stupéfaction c'est un œuf clair[1]*, la descente aux enfers pour moi. Après ma sortie de l'hôpital où j'ai subi un curetage, je change de gynécologue qui me donne rendez-vous six mois plus tard : il me décèle alors le SOPK sévère avec des adhérences. La seule solution pour nous est la PMA, on se lance alors dans cette folle aventure qui bouleverse mon quotidien : piqûre, prise de poids, rendez-vous, espoir, déception, mais finalement pas pour rien, puisque je tombe enceinte. Tout se passe bien.*

J'arrive à 15 semaines et je sens que quelque chose ne va pas. J'ai des maux de ventre extrêmes, je vais donc aux urgences, et on me dit que bébé va bien, que c'est un garçon, on est alors heureux

1. Un ovule fécondé, mais sans formation d'embryon.

et rassurés. Deux semaines plus tard, je ne dors pas de la nuit, car les maux de ventre reviennent, je descends sur mon canapé et là, je perds les eaux. J'ai le temps d'aller à l'hôpital avec mon mari pour ensuite accoucher sur la table d'auscultation de ce minuscule petit garçon de 20 cm et 400 g. S'ensuit une période sombre de ma vie, parce que je n'ai aucune réponse du pourquoi du comment. Il allait bien sans aucune maladie (trisomie ou autre), mon col était parfait. Encore aujourd'hui, quatre ans après, je n'ai pas de réponse et je n'en aurai jamais.

Après cette triste histoire, je me remets à la PMA. À la suite de plusieurs tentatives et plusieurs échecs, nous décidons de faire une pause. Puis, le miracle de la vie arrive, puisque je tombe enceinte naturellement, j'ai des rendez-vous toutes les deux semaines pour voir mon bébé et s'assurer que cette fois-ci tout ira bien. J'arrête de travailler à six mois, je marche très lentement, je suis très prudente. Le 23 décembre 2020, j'accouche de mon deuxième miracle, Gabriel, comme un énorme cadeau de la vie à deux jours de Noël.

Le SOPK m'a empêché d'avoir une vie normale, c'est une maladie aujourd'hui qui me fait poser mille questions, qui me culpabilise, qui me fait sentir moins que rien, car personne ne me prend au sérieux. Donc, mettre ces maladies en lumière nous fait sentir moins seule.

Pauline. *Mon cas est assez compliqué, car on ne m'avait jamais exactement dit queje souffrais d'endométriose, mais j'en ai toujours eu les symptômes. Pour mon gynécologue, ce n'était pas possible, car j'avais réussi à avoir deux enfants facilement selon ses mots. J'ai ensuite fait une fausse couche suivie d'une dernière grossesse deux ans après ma fausse couche.*

Mais après mon dernier accouchement sous césarienne, il y a deux ans, les douleurs se sont intensifiées et après des examens, on m'a déclaré une endométriose pariétale. On ne m'avait jamais prise au sérieux, on relie toujours l'endométriose à des douleurs de règles alors que, au quotidien, c'est extrêmement difficile, entre les douleurs à ne rien pouvoir faire sauf à être couchée, les ballonnements, les problèmes de transit, la fatigue chronique qui nous complique la vie, surtout avec des enfants. C'est dur de pouvoir tout gérer avec cette maladie, que ce soit dans le quotidien ou dans les relations de couple puisque les douleurs pelviennes sont très présentes pendant les rapports.

(RE)PRISE EN MAIN

Après le curetage, mon gynécologue m'a prévenue qu'il me faudrait un peu de temps avant de retomber enceinte. C'était quand même une opération, il était nécessaire de laisser à mon corps le temps de s'en remettre. Pour tout vous dire, avec Maxime, on n'y croyait plus. On était lucides. Ma maladie n'allait pas nous permettre d'avoir un deuxième enfant de si tôt. On a dû annoncer la nouvelle à Luna, qui était bouleversée, et qui, malgré son âge – 3 ans – comprenait très bien les choses.

Après cela, elle me touchait régulièrement le ventre en me demandant : « Maman, pourquoi il n'y a plus de bébé à l'intérieur ? » C'était insoutenable pour moi, et tellement dur de gérer tout ça. Mais je devais faire au mieux pour Luna, je devais arrêter de m'apitoyer sur mon sort, et me rendre compte de la chance que j'avais d'avoir cette petite fille dans ma vie malgré la maladie. Cette chance-là, malheureusement, beaucoup d'autres femmes ne l'avaient pas. Donc, oui, j'avais le droit d'être triste, mais pas de me plaindre.

Maxime, qui de par son métier s'y connaît bien en termes de nutrition, m'avait conseillé de prendre des compléments alimentaires, vitamines, et notamment de l'acide folique, parce que cela pourrait m'aider à tomber enceinte. J'ai donc commencé une cure de vitamine B9 avec l'accord de mon médecin. Autant vous dire que chaque matin, je ne manquais pas de prendre cette petite « pilule magique », comme je l'appelais, et que je consommais un maximum les aliments riches en acide folique[1].

Après cette épreuve, un matin, je me suis levée avec beaucoup de nausées, de migraines et de douleurs dans le ventre. Cela a duré plusieurs jours, mais je ne voulais plus entendre parler de

1. La vitamine B9, aussi appelée acide folique, joue un rôle essentiel dans la fécondité et la fertilité, ainsi que dans la formation du système nerveux de l'embryon. On la retrouve notamment dans les brocolis, les choux de Bruxelles, les haricots verts, les épinards, la laitue, les asperges, les mandarines, les melons, les oranges et les clémentines.

l'hypothèse d'une grossesse. Voyant mon état, Maxime me suggérait de faire un test, mais j'étais contre l'idée. Je ne pouvais plus en voir un seul, même en peinture ! Impossible. Il insistait beaucoup.

Puis, un jour, alors qu'on était en tournage pour notre émission, il m'a mise au pied du mur et m'a tendu un test. Puisqu'il le voulait tant, j'allais le faire. Je n'étais plus à une déception près. Je l'ai fait sans aucune pression, puisque je n'attendais plus rien à ce moment-là. Je suis revenue dans le salon sans attendre le résultat, et j'ai vaqué à mes occupations devant la caméra.

Maxime est reparu quelques minutes plus tard avec le test, en rigolant. Il me l'a montré et m'a dit « T'es enceinte ! » On s'est mis à rire. Je crois que c'était la pression qui redescendait. On était heureux, mais lui comme moi, on prenait les choses moins à cœur. On n'y croyait plus, donc oui, j'étais enceinte, mais on n'en parlait pas, on attendait de voir comment les choses se passeraient cette fois.

PRUDENCE

Sans attendre, je me suis rendue chez mon gynécologue le jour même. Il a tout contrôlé et il est resté prudent. Il a déclaré : « Tu es enceinte d'un mois environ. Je vois une grossesse qui évolue bien, mais reviens toutes les semaines pour qu'on contrôle et qu'on n'ait pas de mauvaise surprise. » On était tous dans le même état d'esprit : contents, mais prudents. On ne savait pas si cette grossesse arriverait à terme, donc il fallait faire le plus de vérifications possible.

Au cours de cette grossesse, je me sentais bien. Je ressentais mon bébé, je savais qu'il était en bonne santé, même si, au fond de moi, je me demandais si mon endométriose le gênait. Est-ce qu'elle allait interférer avec ma maternité ? Ma maladie me suivait depuis tellement d'années que je ne pouvais que me la rappeler.

Le soir de Noël, j'ai d'ailleurs eu la peur de ma vie, puisqu'on m'a appelée pour me prévenir que les résultats de la trisomie 21 n'étaient pas bons et qu'il faudrait faire un autre test, plus poussé, après le Jour de l'an. Nous sommes restés dans l'angoisse pour qu'on nous annonce finalement que c'était une fausse alerte et que le bébé allait bien. Plus de peur que de mal!

Je pouvais rester confiante, mais je faisais malgré tout très attention à ce que je mangeais, à ce que je faisais. Je craignais de trop marcher et de le perdre, comme la fois précédente. Bref, je ne vivais que pour mon bébé, pour qu'il arrive à terme et en bonne santé.

Au fur et à mesure, on a donc été rassurés. Cette fois, c'était la bonne! Enfin, on pouvait réellement y croire. Notre bébé tenait le coup. On était de plus en plus confiants. Je suis sûre que la prise de vitamines et le changement d'alimentation avaient beaucoup joué dans cette bonne nouvelle.

Tout allait bien dans ma vie. J'étais heureuse, j'attendais mon bébé avec impatience. Je pouvais enfin relâcher la pression et vivre cette grossesse au grand jour. J'étais fière d'afficher mon ventre bien rond sur les réseaux sociaux, de montrer ce bonheur aux personnes qui avaient suivi toutes mes mésaventures. Je pouvais désormais prévoir des choses, comme la *gender reveal* – découverte du sexe avec les amis et la famille –, la *baby shower*… Tout ce dont j'avais rêvé quand j'étais seule, pour ma première grossesse.

Je rêvais de faire comme tous ces couples heureux que je voyais en vidéo, qui découvraient ensemble le sexe de leur enfant. Enfin, c'était mon tour de vivre tout ça, j'étais la plus comblée! J'avais tout ce dont j'avais besoin.

FILLE OU GARÇON ?

À cinq mois de grossesse, on a appris le sexe du bébé. Pendant l'examen, j'ai fermé les yeux, et le gynécologue a noté le sexe sur un papier, qu'il a confié à Maxime. On avait choisi de faire ainsi pour qu'il soit impliqué autant que moi dans cette grossesse. J'estime que nous, les mamans, on vit déjà beaucoup de moments privilégiés que les papas ne peuvent pas vivre. Bon, OK, on a aussi les nausées, les douleurs, la fatigue, mais on profite de plein de beaux instants aussi, comme les premières sensations, les petits coups de pied… Je commençais d'ailleurs à ressentir tout ça, et c'était simplement magique. J'ai voulu que Maxime ait ce privilège de connaître le sexe de notre bébé avant moi, puisqu'il ne pouvait pas profiter de tous les autres moments.

Ayant déjà une petite fille, on espérait avoir le choix du roi… un petit garçon ! Mais ce qu'on souhaitait en priorité, c'était que notre bébé soit en bonne santé et qu'il puisse venir au monde. C'était donc seulement une légère préférence, car Maxime, étant bodybuilder, rêvait d'avoir un petit garçon tout musclé, avec les mêmes passions que lui.

Lors de la *gender reveal*, que nous avons organisée en France, dans notre maison, mes amis étaient présents, ainsi qu'une partie de ma famille. Le tout était filmé pour l'émission *Mamans & célèbres*. L'organisatrice avait tout mis au point avec Maxime ; dans une boîte, ils avaient placé des ballons de la couleur correspondant au sexe du bébé – bleus pour un garçon, roses pour une fille. Mon salon était redécoré sur le thème de la naissance, avec des nounours, des biberons et de jolies couleurs.

Le stress était à son comble. J'avais tellement hâte de savoir, de pouvoir parler à mon bébé en lui donnant son petit surnom, comme je l'avais fait pour Luna. J'allais pouvoir sentir que je passais à une étape supérieure, que la naissance se rapprochait et que ce bébé viendrait effectivement au monde. J'étais enceinte de cinq mois, mais j'avais parfois du mal à prendre conscience de tout ce qui m'arrivait. Je suis ce genre de personnes qui croient au bonheur, mais seulement chez les autres. Quand quelque chose de positif survient et que cela dure, je me dis : « OK, c'est pas normal, il va m'arriver un truc pas cool dans pas longtemps. Je vais forcément m'en prendre plein la tête ! » Ce bonheur, je le savourais d'autant plus que je n'y étais pas habituée.

Tout le monde était en face de nous. J'étais au milieu, entourée de mon mari et de ma fille, derrière la table principale où se trouvaient les gâteaux et la fameuse boîte. Je me souviens que Luna était tout aussi stressée et impatiente que nous. Jusque-là, Maxime avait eu un air un peu déçu, en particulier lorsqu'il avait appris le sexe. Donc, pour moi, à coup sûr, c'était une fille ! Ou alors, il avait un très bon jeu d'acteur !

Il a ouvert la boîte, j'étais persuadée de voir du rose sortir, et là… C'était du bleu, des ballons bleus ! On attendait un petit garçon, on avait le choix du roi ! Les étoiles qu'on avait dans les yeux à ce moment-là, le regard que Maxime posait sur moi… Je ne l'avais jamais vu comme ça auparavant, à part le jour de notre rencontre. Notre joie, celle de Luna qui criait « Un petit frère, un petit frère ! », et celle de nos proches resteront gravées en moi, avec ce sentiment de bonheur immense. Je me suis dit : « Ça y est, j'ai enfin le droit de vivre tout ça ! »

Maxime rêvait d'être le papa d'un demi-dieu, d'où le prénom qu'il voulait lui donner : Hercule ! C'était super original, et je n'avais pas envie d'un prénom commun. Mais imaginons que notre bébé, enfant, puis ado, manque de confiance en lui, qu'il n'ait pas le physique de son père, et que tous ses camarades de classe aient la référence d'Hercule, ce dieu grec fort et athlétique. Je craignais qu'il soit alors la risée de tous. On a donc trouvé un compromis en cherchant dans les origines siciliennes de Maxime, et l'on s'est mis d'accord sur Vittorio.

MILLE ET UN CHANGEMENTS

Il s'est passé beaucoup de choses pendant cette grossesse On a notamment déménagé à Dubaï et on s'est mariés. Eh oui, j'avais enfin épousé l'homme de ma vie ! Moi qui pensais qu'il ne reviendrait jamais… On attendait maintenant notre deuxième enfant et on était mari et femme. Comme quoi, tout peut arriver. Il faut toujours garder espoir.

Notre mariage a eu lieu deux jours après la *gender reveal* – en comité restreint, Covid-19 et restrictions obligent –, puis nous sommes partis poursuivre notre installation pour notre nouvelle vie, notre nouveau départ. Compte tenu de notre passé, on avait ce besoin de partir à l'étranger, d'avoir de nouveaux repères, de reprendre tout de zéro, surtout avec nos deux enfants. D'investir un lieu neutre, qui n'avait jamais été témoin de nos déchirures, de nos séparations et de nos désaccords.

Des amis étaient déjà à Dubaï, et ne nous en avaient dit que du bien. On pouvait travailler depuis chez nous, donc n'importe où dans le monde si on le souhaitait. Alors, on s'est dit : « Pourquoi ne pas partir vivre au soleil, découvrir de nouvelles choses, une nouvelle culture, une nouvelle langue, et faire vivre tout ça à nos enfants ? » Pour moi, les voyages forgent le caractère, l'éducation, l'ouverture d'esprit. Cette opportunité nous a plu. On a décidé que l'on irait et que l'on aviserait. Si l'on s'y plaisait, on resterait. Sinon, d'ici une année, on irait découvrir un autre pays.

Une fois que nous étions installés, j'ai trouvé une gynécologue française, qui m'a suivie pour ma grossesse et a tenu le même discours que mon médecin habituel. L'endométriose était là, mais en *stand-by*. Au vu de l'évolution de ma grossesse, elle irait bien jusqu'au terme : mon bébé était plus fort que ma maladie. Elle a tout de même rappelé qu'avec mes antécédents, il fallait que j'évite de porter, de trop marcher, etc. Le sexe était autorisé pendant la grossesse, mais moi, j'étais parano ! J'avais toujours peur que le bébé ressente quelque chose, donc ce n'était vraiment pas comme d'habitude. Après, avec les hormones en ébullition, parfois, on ne dit pas non...

J'étais donc plutôt rassurée et continuais à faire attention. Ce qui m'embêtait le plus, dans tout ça, c'était de ne pas pouvoir porter Luna. C'était un changement énorme pour elle, et je la sentais déjà différente. Elle était moins joyeuse, des peurs qu'elle n'avait pas avant étaient apparues, comme celle du noir ou d'être seule. Le soir, il fallait que je reste sur une chaise, à côté de son lit, et que je lui tienne la main, parfois pendant une heure, pour qu'elle soit rassurée et puisse s'endormir. Le bébé n'était pas encore là, mais elle sentait déjà qu'elle n'était plus seule et qu'elle devrait partager sa maman avec son frère. J'essayais de la rassurer au mieux et d'être la meilleure mère possible. Elle aurait toujours cette place importante et je lui rappellerai tout le temps.

J'avais pris du poids, même Luna l'avait remarqué et ne manquait pas de me le faire remarquer, avec de petites phrases du type : « T'as grossi du ventre et des seins, maman ! » Oui, ça, je le savais ! Durant cette grossesse, j'avais pris plus vingt kilos. Je profitais bien, j'étais en accord avec mon corps. Enceinte, tu peux tout faire, tout manger. Le sucré et le gras ne provoquaient aucune douleur, donc j'en profitais (apparemment, un peu trop !).

Avec Maxime, on a décidé que j'accoucherai en France. Non pas pour des raisons financières, comme j'ai pu le lire sur les réseaux – il n'y a pas que des gens bienveillants, et parfois, ça procure pas mal de stress, surtout quand on est enceinte –, puisque je n'avais plus les couvertures sociales françaises. Partir à Dubaï était notre choix, mais pas celui de nos proches. Ma famille, tout comme la sienne, se retrouvait loin de nous et de nos enfants, donc on leur avait promis d'être là pour les moments importants. On estimait que la naissance de notre fils en était un ! Et puis, il ne faut pas oublier que j'étais seule pour ma première grossesse. Seule ma mère avait vu le bébé à sa naissance. Je n'avais pas envie de revivre cela, donc il était important pour moi d'accoucher près de ma famille, dans la ville et l'hôpital où je suis née. J'avais peur de ne pas tenir jusqu'au terme, mais je l'ai finalement dépassé !

DÉCLENCHEMENT

Cinq jours après la date prévue d'accouchement – quarante-deux semaines –, bébé ne voulait toujours pas sortir. On était bien tous les deux, puis on avait tellement attendu de se trouver qu'on avait du mal à se quitter ! Je faisais des allers-retours à l'hôpital, parce que j'avais peur que, au dernier moment, il se passe quelque chose qui m'empêche de serrer mon bébé dans mes bras. Ma grossesse m'avait soumise à un stress perpétuel. Je craignais de perdre mon enfant, qu'il lui arrive quelque chose.

Cette nervosité a eu des répercussions sur mon couple, puisque, à la fin de ma grossesse, Maxime a préféré prendre ses distances. On vivait toujours ensemble, mais mon caractère était trop dur à supporter pour lui. On se croisait, mais on dormait séparément. J'avais parfois l'impression de revivre la solitude de ma première grossesse, mais je relativisais. Il était là, et il serait présent pour Vittorio. J'associais souvent mes réactions aux hormones ; en même temps, sans savoir pourquoi, j'avais cette capacité à passer du rire aux larmes, de la joie à la colère, et tout le monde subissait ça. Mon couple était important, mais tant que je n'aurais pas accouché, je n'aurais pas les idées claires. Je devais me concentrer sur mon fils et sur ma grossesse.

À la fin, j'étais encore plus angoissée. S'il se passait trop de temps sans que je sente des coups, si j'avais une douleur anormale, je n'attendais pas et consultais directement, alors que, en vérité, à l'approche de l'accouchement, le bébé a moins de place pour bouger. Il ne faut donc pas s'inquiéter pour rien.

Cinq jours après le terme, alors que je me rendais à l'hôpital, je ne sentais plus trop Vittorio s'activer dans mon ventre. Les médecins ont noté que le liquide amniotique baissait, puisque, à partir d'un certain temps, on n'en produit plus, ou moins. On m'a préconisé de marcher autour de l'établissement, afin d'aider le bébé à descendre et d'accélérer les choses, mais j'avais si mal ! J'éprouvais des douleurs dans le bas du ventre, puis, ayant dépassé le terme, mon ventre était assez imposant et mes mouvements réduits. Quand je suis retournée dans la chambre, on m'a refait passer des examens, et le col ne s'ouvrait pas plus que ça. En réalisant une échographie, on a remarqué que mon bébé avait du mal à respirer. La sage-femme a décidé de déclencher l'accouchement.

Il y a différentes manières de procéder à cela. Pour ma part, la sage-femme a disposé dans mon vagin un petit tampon contenant des prostaglandines, c'est-à-dire des substances ayant la faculté de faire mûrir le col, afin de provoquer des contractions utérines. Elle m'a prévenue que ce geste entraînait des contractions plus douloureuses que celles qui venaient naturellement. Peu importait, ce que je voulais, c'était accoucher rapidement et sauver mon bébé !

Entre-temps, Maxime m'avait rejointe. Il avait rapporté mes affaires de maternité, mon sac et celui du bébé. On a alors disposé sa gigoteuse, son petit doudou dans son berceau, et ses petits vêtements un peu partout. On était de vrais enfants ! On avait tellement rêvé et attendu ce moment que c'était magique pour nous de réaliser tout ça.

Depuis des jours, les bagages étaient devant la porte d'entrée de la maison. Chaque soir, on les regardait en se disant que ce serait peut-être le bon jour, et puis non. Il avait fallu patienter cinq jours après le terme. On n'y croyait plus. Mais enfin, c'était maintenant ! J'étais admise à l'hôpital, et la prochaine fois que j'en sortirai, ce serait avec mon bébé. On aurait dit de vrais gamins attendant Noël. On était aux anges, impatients ! Je savais, tout de même, que ça n'allait pas être une partie de plaisir que de le faire sortir de mon ventre.

LE SECOND MIRACLE

J'avais été déclenchée à 10 heures. Les contractions sont arrivées quelques heures après, puis se sont intensifiées et rapprochées. À minuit, c'était devenu insoutenable ! Je hurlais dans la chambre d'hôpital, avec Maxime à mes côtés, qui se sentait impuissant, mais qui voulait m'aider malgré tout et faisait des allers-retours pour alerter les sages-femmes. Comme pour Luna, mon col ne s'ouvrait pas. Alors qu'il était dilaté à 1 cm, l'équipe a décidé de me transférer en salle d'accouchement, tant la douleur était insupportable.

Je rêvais de la péridurale, et de pouvoir dormir, comme la première fois. Aller jusqu'à la salle d'accouchement était déjà une épreuve ! La douleur retentissait dans tout mon corps, elle était si forte que je luttais pour marcher, je me tenais aux rambardes, puis à Maxime. Chaque pas était un vrai supplice. Une fois la péridurale posée, mes douleurs se sont calmées, mais l'anesthésie a également provoqué nausées et vomissements. J'étais au plus mal, je vomissais toutes les minutes.

Maxime était assis par terre, à côté de moi, et me tendait le petit haricot médical. Très glamour et romantique ! Mais c'est aussi important de pouvoir compter sur sa moitié dans les moments un peu moins faciles. En tout cas, lui qui n'était pas présent lors de ma première grossesse, il en prenait pour son grade. Il avait presque expérimenté deux grossesses en une, avec toutes les péripéties possibles. Une chose était sûre, en plus de l'arrivée de notre fils, on se souviendrait de ces moments. Finalement, ça nous rapprochait de vivre tout ça ensemble. Je pouvais compter sur lui, et heureusement qu'il était avec moi, car cet accouchement a été long et éprouvant !

Non seulement je vomissais régulièrement, mais mon col ne s'ouvrait toujours pas. La sage-femme venait toutes les heures, puis toutes les trente minutes pour me demander de pousser. Rien n'y faisait. Je savais comment m'y prendre et je faisais exactement ce qu'elle me disait ; je ne relâchais pas mes efforts, malgré la fatigue et la douleur. Mais ça n'avait pas d'effet. Après plusieurs heures, lorsque mon col a finalement été ouvert à 10 cm, c'est-à-dire complètement dilaté, le bébé ne descendait pas, sa tête était bloquée dans mon bassin. Tout ce temps à tenter de pousser avait été éprouvant pour moi, mais surtout pour mon petit bout. À la réaction des sages-femmes, j'ai compris qu'il y avait un problème.

Après deux heures d'attente avec un col ouvert à 10 cm, à pousser sans succès, la sage-femme a décidé d'appeler le gynécologue. Ils m'ont expliqué qu'ils allaient tout mettre en œuvre pour faire sortir mon bébé naturellement, par voie basse, mais que s'ils n'y parvenaient pas, ils seraient obligés de procéder à une césarienne, car le temps qui s'écoulait était dangereux pour le bébé. Une césarienne ? Impossible ! Je ne voulais pas d'une nouvelle opération, encore moins pour accoucher. Je voulais le faire, ne rien lâcher. J'étais sûre qu'on en était capables, mon bébé et moi.

Le gynécologue a pratiqué une échographie en même temps que je poussais, pour voir la position exacte du bébé. Il s'est rendu compte que son épaule était bloquée et qu'il ne pouvait pas descendre, d'où sa tête coincée dans mon bassin. Il a essayé de changer sa position, et de débloquer son épaule avec ses mains. Autant vous dire que la sensation n'était pas très agréable, mais la péridurale faisait bien effet, et de toute manière, tout ce à quoi je pensais à ce moment-là, c'était à sauver mon bébé, à le mettre au monde rapidement. Une fois l'épaule débloquée, le médecin est parti dans une autre pièce pour aller chercher des instruments qui m'aideraient à expulser mon fils.

Je me souviens de ces deux super sages-femmes qui m'ont dit : « Allez, quand il reviendra, il n'aura besoin de rien faire, bébé sera déjà là ! On pousse et on lâche rien ! » Elles m'ont donné une force incroyable. Elles étaient pleines d'entrain et avaient confiance en mon pouvoir de faire sortir mon enfant seule. Grâce à leur aide précieuse, j'ai réussi à expulser mon fils : quel soulagement ! Après neuf heures et quarante minutes en salle d'accouchement, il était là.

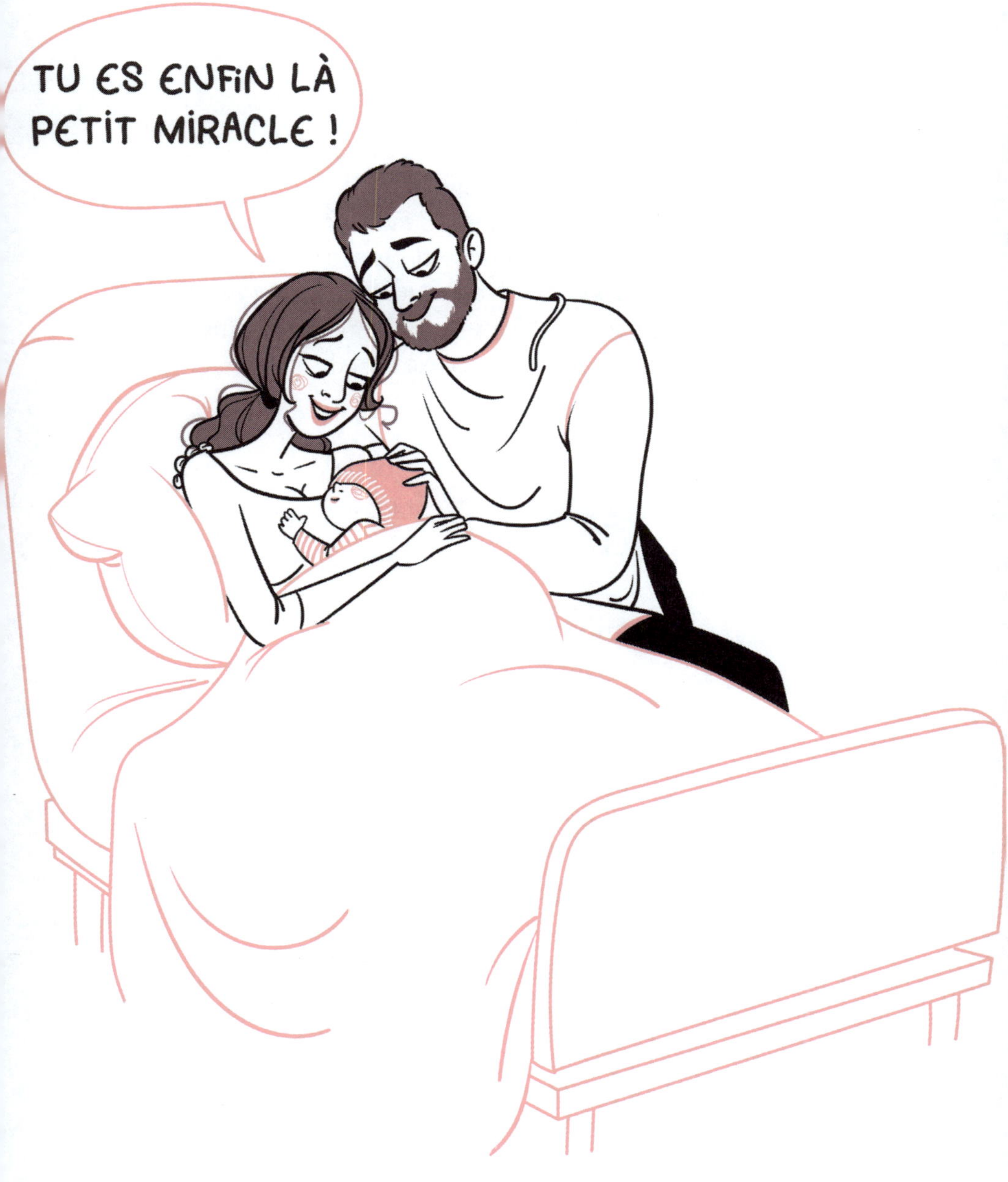
TU ES ENFIN LÀ PETIT MIRACLE !

On n'y croyait plus, mais on avait notre petit Hercule ! Finalement, c'était son deuxième prénom, et il lui allait parfaitement bien, puisqu'il pesait déjà 3,680 kg pour 52 cm. Je l'ai tout de suite pris sur moi. Maxime a coupé le cordon pour la première fois de sa vie, et on s'est fait notre premier câlin tous les trois.

On regardait notre petite merveille en pleurant, on l'admirait, on n'y croyait pas. Il était là ! Ce petit bout que l'on avait tant attendu, tant espéré, qu'on allait aimer et chérir jusqu'à la fin de notre existence. Vivre ce moment hors du temps avec Maxime était une première, et ça ajoutait quelque chose d'intense à notre couple, d'incassable ! Si l'on se disputait, on aurait juste à penser à cet instant pour apaiser les esprits. C'était magique, le deuxième plus beau jour de ma vie, après la naissance de Luna !

DÉCOUVREZ CI-DESSOUS DES PHOTOS
QUI ME TOUCHENT CHAQUE FOIS
QUE JE LES REVOIS. ELLES RETRACENT
MON PARCOURS DE COMBATTANTE
POUR RÉALISER MON RÊVE DE MATERNITÉ.

Chapitre 6
DU POST-PARTUM À AUJOURD'HUI

DOULEURS AU CORPS

Ce second accouchement a été éprouvant pour moi, mais aussi pour mon corps. Je n'ai pas eu de déchirement, mais le fait de pousser très fort à plusieurs reprises et d'expulser un bébé avec un beau poids a créé plusieurs œdèmes, avec des infections par-dessus. Je ne vais pas vous faire un dessin, mais à la sortie de la maternité, je ne pouvais plus marcher. Il me fallait une bouée pour m'asseoir tant les œdèmes étaient importants, ajoutés à des hémorroïdes aussi grosses que des balles de tennis ! Une fois encore, je n'étais pas épargnée.

Après le retour à la maison, je suis restée dans cet état pendant une semaine. Je mangeais debout, dormais sur le côté… Bref, c'était l'horreur. Mon gynécologue a procédé à un contrôle et m'a expliqué qu'il était préférable d'opérer afin de percer les œdèmes, qui ne dégonflaient pas malgré les antibiotiques. Encore une opération.

Ah, non ! Qui disait opération disait encore séjour à l'hôpital, et cette fois, j'avais deux enfants à la maison. C'était un déchirement pour moi de les laisser. Ma Luna était contente de retrouver maman et un peu chamboulée par l'arrivée de son petit frère. Je n'avais pas envie de la quitter, puis j'allaitais Vittorio exclusivement, donc l'idée qu'il ait à prendre des biberons me faisait peur. Je craignais la séparation, et de mettre en péril mon allaitement, qui se passait bien jusque-là.

Mon gynécologue a demandé l'avis d'un confrère, qui lui a conseillé de ne pas opérer, pour éviter le risque de surinfection. On m'a donc donné d'autres antibiotiques, qui ont fait leur effet au bout d'une semaine. J'ai échappé de justesse à une intervention, et les choses se sont réglées petit à petit.

D'autres examens ont été prévus pour surveiller mon endométriose et l'étendue des dégâts. Ensuite, il y a eu la rééducation du périnée. La sage-femme a fait des contrôles réguliers. Elle m'a assuré que tout rentrait progressivement dans l'ordre, et dit qu'à mon retour à Dubaï – qui était prévu quelques jours après –, il faudrait simplement prendre rendez-vous avec ma gynécologue, et surtout, vérifier le retour de la maladie.

Après ce second accouchement, avec Maxime, on a décidé de choisir une contraception. Sur le conseil de mes médecins, j'ai pris la pilule en continu Claréal Gé, pour que mes règles ne surviennent pas, et ainsi, éviter les douleurs liées à l'endométriose, quand la maladie resurgirait.

Comment évolue généralement l'endométriose après l'accouchement ?

Réponse du docteur Michel Mouly, gynécologue, chirurgien et obstétricien :

Malheureusement, la grossesse ne guérit pas l'endométriose, elle ne fait que la mettre en sommeil. Après l'accouchement, à partir du retour de couches (le retour des règles), les symptômes réapparaissent le plus souvent, sauf, bien sûr, si un traitement continu à base d'hormones contraceptives est mis en place. Chez certaines femmes, l'allaitement maternel prolongé peut retarder le retour de couches et donc le retour des symptômes de l'endométriose.

Il m'est arrivé à maintes reprises d'opérer des femmes pour endométriose. Certaines tombent enceintes spontanément et on ne voit plus de signes d'endométriose dans le temps. En revanche, d'autres femmes voient réapparaître l'infertilité due à l'endométriose et nécessitent à nouveau un traitement chirurgical adapté. Actuellement, des médicaments contenant du diénogest (pilules œstroprogrestatives ou molécule seule) permettent peuvent permettre d'éviter une évolution ultérieure de l'endométriose qui est, je le rappelle, une maladie inflammatoire chronique.

DOULEURS AU CŒUR

Ma relation avec Maxime était plutôt chaotique. Je dormais avec bébé, car c'était plus pratique pour donner le sein. Avec l'allaitement exclusif, il est plus difficile pour le papa de se faire une véritable place. Je suis aussi fusionnelle avec mon fils qu'avec ma fille. Je pensais que cela était impossible, et pourtant, c'est le cas ! On a ce petit lien en plus grâce à l'allaitement, ce moment rien qu'à nous, qui nous unit et nous lie, notre bulle, où personne ne peut entrer.

D'ailleurs, je ne vous ai pas parlé de ce sentiment que l'on éprouve lorsqu'on est enceinte d'un deuxième enfant, de cette question bête, mais humaine, qu'on se pose : « Est-ce que je l'aimerai autant que le premier ? Comment c'est possible ? » Eh bien, croyez-moi, l'amour est tout aussi fort, et indissociable du premier ! C'est une évidence. À peine Vittorio était-il dans mes bras que je l'aimais autant que sa sœur.

J'étais tellement prise dans mon rôle de maman que j'en délaissais mon couple. Pour moi, il n'y avait que mon fils et ma fille qui comptaient. J'aimais mon mari, mais ce grand bonhomme avait moins besoin de mon attention que mes deux petits anges. Ça, c'est ce dont j'essayais de me persuader. C'était donc compliqué pour notre couple. Je passais mon temps avec mes enfants, je ne jurais que par eux. Je manquais aussi de confiance en moi, car j'avais du mal à perdre les 20 kg pris durant ma grossesse.

REMISE EN FORME

J'avais beau faire attention à ce que je mangeais, marcher régulièrement en faisant des promenades avec les enfants… pas moyen de perdre un gramme ! Au bout de deux mois, étant donné la rareté de mes rapports sexuels avec Maxime, j'ai décidé d'arrêter la pilule. Je pensais que cela m'aiderait.

J'ai également demandé de l'aide à Maxime pour perdre du poids, puisqu'il est coach sportif et permet des transformations physiques impressionnantes. Chaque jour, il me montrait ses résultats : toutes ces femmes et tous ces hommes qui faisaient appel à lui pour affiner leur silhouette ou pour se muscler. Il me montrait les programmes personnalisés qu'il mettait en place, que ce soit au niveau de l'alimentation ou du sport. Quand je voyais ce qu'il en ressortait, je me disais que c'était la solution !

C'est vrai que ça aurait dû me venir à l'esprit tout de suite, puisque c'est son métier. Je n'aurais pas dû attendre deux mois, mais demander de l'aide n'était pas chose facile pour moi. Mon ego en prenait un coup. À mon sens, on doit savoir se débrouiller seul dans chaque situation. Notre relation n'était pas non plus au beau fixe, donc je ne savais pas comment il réagirait ni s'il accepterait.

À ma grande surprise, Maxime a été très content de ma demande. À vrai dire, il l'attendait. Il espérait que je le sollicite. À peine je l'avais fait qu'il m'avait concocté un programme personnalisé. Je me suis mise à manger exactement ce qu'il me disait. Il avait choisi une alimentation anti-inflammatoire, pour prendre en compte mes problèmes liés à l'endométriose. Je faisais quelques exercices sportifs simples à la maison, histoire de me tonifier et de renforcer mes muscles du dos, essentiels pour porter bébé – qui prenait du poids à vue d'œil !

Un mois après, la balance affichait moins 12 kg ! J'étais fière de moi, fière de lui. Je me sentais mieux dans mon corps et dans mon couple ; on avait l'impression de retrouver cette passion commune qui nous avait rapprochés lors de notre rencontre.

ET AUJOURD'HUI ?

Aujourd'hui, bébé a 18 mois. Pendant 16 mois d'allaitement exclusif, je n'ai pas eu de retour de couches. Toutefois, malgré l'absence de règles, j'avais toujours quelques symptômes et douleurs, mais minimes.

L'allaitement retarde les règles mais ne les arrête pas définitivement puisque, il y a deux mois, alors que j'allaitais toujours, mes règles sont revenues.

Autant vous dire que, après presque deux ans sans règles et sans véritables douleurs, la souffrance est puissance 10. Cinq jours avant mes règles, j'ai déjà mal, les douleurs sont encore plus fortes qu'avant la grossesse. Mes règles durent plus longtemps, avant c'était environ six jours et maintenant dix jours. Pendant cinq jours j'ai des difficultés à marcher, à faire des choses normales de la vie quotidienne, j'ai des nausées, des vomissements et j'en passe.

Il y a encore quelques jours, en plein tournage de l'émission *Mamans & célèbres*, j'ai dû interrompre une séquence. Mon ventre s'est mis à gonfler d'un coup. Je suis devenue pâle pendant que Luna me parlait, j'ai ressenti des nausées et j'étais incapable de dire un mot tant la douleur était intense ! Je me suis réfugiée dans ma chambre, pliée en deux sur le lit. Après avoir pris un Doliprane et posé la bouillotte sur mon ventre, j'ai soufflé calmement. Je travaille beaucoup là-dessus désormais, car j'ai remarqué que mes crises survenaient à la suite du stress ou de trop de pression que je me mettais au quotidien, pour tout. Je me suis reposée, et une heure après, ma crise s'était calmée.

Aujourd'hui, je ne suis pas guérie, car on ne guérit pas de l'endométriose, on apprend à vivre avec. À l'heure où je vous parle j'ai pris rendez-vous avec mon gynécologue pour essayer un nouveau traitement et je teste d'autres remèdes naturels.

Je suis reconnaissante d'avoir eu deux enfants. Je supporte maintenant mes douleurs grâce à ça. Oui, c'est moins simple de gérer la maladie quand on doit en plus s'occuper de ses enfants, mais ça forge encore plus le caractère, et notre instinct de guerrière. J'écoute davantage mon corps et me repose dès que cela est nécessaire. Et je sais que, grâce à vous, grâce à notre combat, de nouveaux traitements et remèdes nous seront proposés dans les années à venir.

Chapitre 7
L'ENDOMÉTRIOSE ET NOUS

CE QUE JE VEUX FAIRE POUR AIDER LES AUTRES

Il y a quelques mois de ça, à Paris, j'ai organisé une conférence sur le sujet de l'endométriose. L'idée m'est venue quand j'ai atteint le million d'abonnés sur mes réseaux sociaux. À cette occasion, je vois beaucoup d'influenceurs poster des photos ou des vidéos. Moi, j'avais envie de quelque chose d'un peu différent. Beaucoup de personnes qui me suivent sont des femmes atteintes d'endométriose, qui se posent et me posent chaque jour des questions en lien avec cette maladie. Ce que je remarque, dans la majorité des cas, c'est leur manque d'informations et leur détresse.

J'ai eu envie de remercier mes *followers* à ma manière, envie d'aider toutes ces femmes souffrant de la même affection que moi, de parler de mon expérience, de réunir des gens compétents – des médecins, des sages-femmes, des associations qui puissent les soutenir et leur fournir des réponses que je ne suis pas forcément en mesure de leur apporter. J'ai donc lancé l'invitation sur mes réseaux sociaux – avec une inscription, bien sûr, totalement gratuite – à participer à cette conférence. J'ai limité le nombre d'entrées, pour un souci de places dans la salle. En réalité, j'aurais aimé pouvoir convier tout le monde. Cette nouvelle a été accueillie avec enthousiasme auprès de mes abonnés, qui ont répondu présent.

J'avais alors fait venir des représentantes l'association ENDOmind, ainsi qu'une sage-femme échographiste spécialiste de l'endométriose. Elles ont ont donné beaucoup d'informations sur la maladie, les moyens de se soigner, les risques qu'elle entraîne, ce qu'il faut éviter de faire et ce qu'il est nécessaire de mettre en œuvre lorsqu'on est ou qu'on pense être atteinte d'endométriose. J'ai beaucoup appris lorsque ces femmes ont témoigné, notamment sur la marche à suivre et les applications à télécharger – dont je vous dresserai la liste.

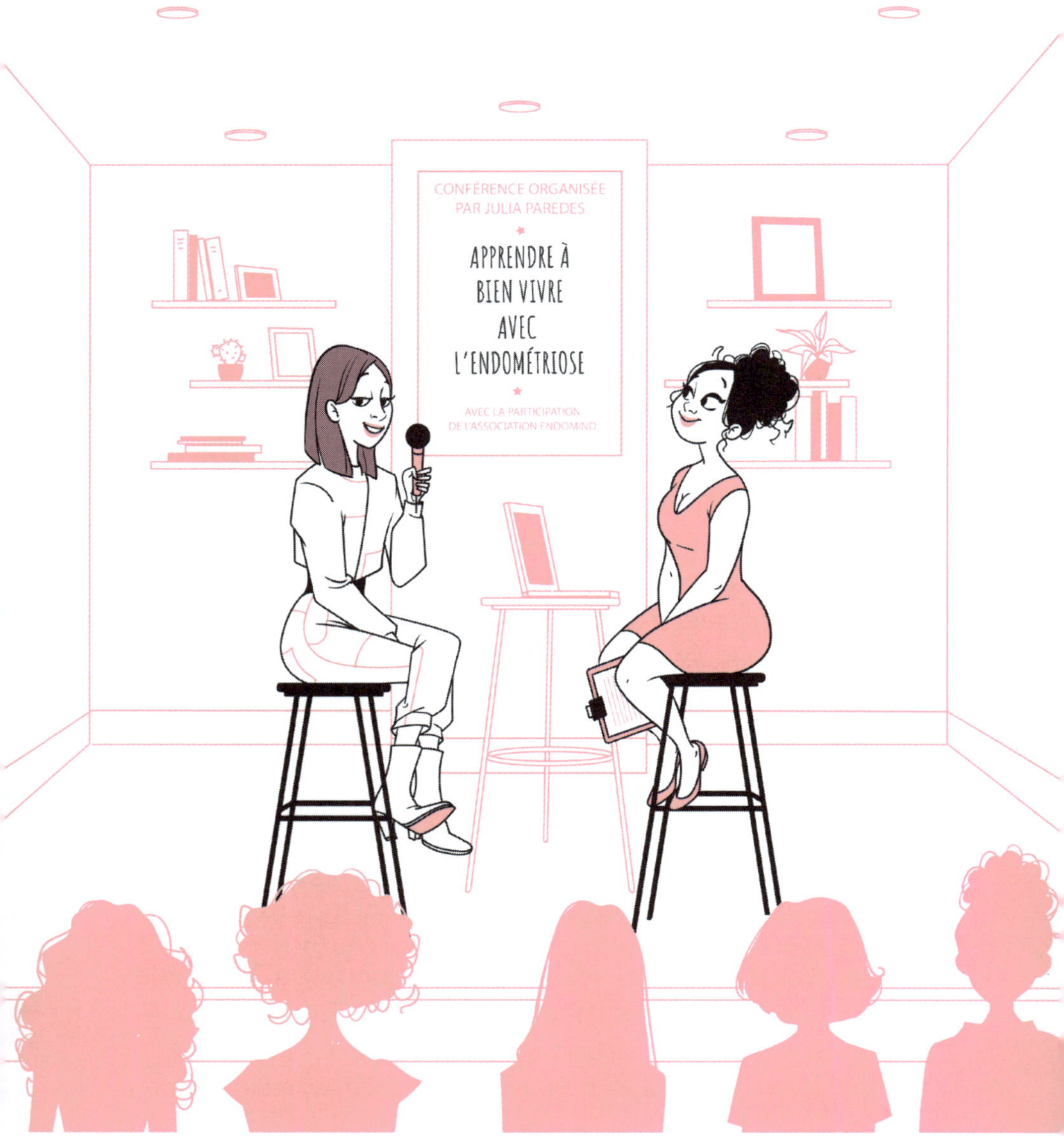
CONFÉRENCE ORGANISÉE PAR JULIA PAREDES
APPRENDRE À BIEN VIVRE AVEC L'ENDOMÉTRIOSE
AVEC LA PARTICIPATION DE L'ASSOCIATION ENDOMIND

En parallèle, j'ai partagé mon histoire, mon expérience. C'était une source de stress pour moi, car c'était la première fois que je me retrouvais devant ces personnes qui me suivent chaque jour. Moi qui suis difficilement intimidée, je l'étais. Je me sentais également reconnaissante de leur présence, lors de cet événement, mais également au quotidien, derrière leurs écrans.

Après la conférence, j'ai pu partager avec ces femmes, et j'ai été touchée par leurs histoires, mais aussi par leurs remerciements. Toutes les personnes présentes m'ont dit « merci » d'avoir organisé ça pour elles, et ont précisé qu'elles repartaient avec ce qu'il leur fallait. En entendant ces mots, en voyant ces visages souriants, je me suis sentie bien. J'étais utile ! J'avais aidé ces femmes à se sentir mieux, à avoir des réponses à des questions qu'elles se posaient depuis longtemps. Je voulais pouvoir le faire à plus grande échelle.

UN LIVRE ENTRE VOS MAINS

Nadège, mon amie et attachée de presse, qui était là et m'avait aidée à tout organiser – de la location de la salle aux prises de contact –, m'a alors dit : « Mais pourquoi tu n'écrirais pas un livre sur l'endométriose ? » Ma Nadège, elle a toujours de très bonnes idées !

Pour être honnête avec vous, l'idée m'a tout de suite emballée, mais ça m'a fait un petit peu peur. En fait, je savais à quel point ce serait long et compliqué de tout retranscrire sur papier, que ce soit mon parcours ou mes émotions, mais quand j'ai vu à quel point me confier et recevoir le témoignage de ces autres femmes lors de cette soirée m'avait fait du bien, je me suis lancée ! J'avais envie de toucher un public plus large. Avec un livre, il n'y avait pas de limites, pas de frontières.

Cette conférence a été l'occasion d'un véritable échange autour de nos histoires et de nos expériences. On a appris les unes des autres, et j'en suis également ressortie avec pas mal de conseils. Je me suis donc dit que ce livre ne serait pas le mien, mais le *nôtre* ! Que ce serait un mélange de mon histoire et de la vôtre.

Je souhaitais qu'il y ait d'autres récits d'endogirls, mais aussi des conseils, des avis de médecins, des adresses où vous rendre si vous étiez complètement perdue. J'avais envie de transformer ce handicap en force, de parler de cette maladie le plus possible, pour que l'on puisse trouver des solutions. Je tenais également à ce que l'on comprenne qu'il n'y a pas une, mais plusieurs endométrioses, et à ce que soit cité le panel de symptômes associés. J'avais envie de vous montrer que vous n'êtes pas seule.

On est toutes dans le même bateau, mais en ramant ensemble, on trouvera le bon chemin et on ira plus vite !

RESSOURCES UTILES

PARTAGE ET ENTRAIDE

Comme je vous l'ai dit au début, la communication est essentielle, puisqu'on dispose de peu d'informations sur l'endométriose. En étant active sur les réseaux sociaux, j'ai remarqué qu'un nombre incalculable de femmes atteintes de cette maladie manquaient, comme moi, de renseignements, de bonnes adresses, et ne savaient pas reconnaître les symptômes.

Il y a aussi du bon sur les réseaux, puisqu'en naviguant et en étant taguée sur plusieurs publications, j'ai appris qu'il existait plusieurs associations. Ces dernières donnent régulièrement des conseils, évoquent les douleurs que l'on peut facilement identifier, et se donnent les moyens pour accompagner les femmes dans toutes leurs démarches.

LES ASSOCIATIONS

ENDOFRANCE

SOUTENIR – INFORMER – AGIR

EndoFrance est la première association de lutte contre l'endométriose créée en France, en 2001. Elle est reconnue d'intérêt général et agréée par le ministère de la Santé. Cette association diffuse auprès du public des informations validées scientifiquement par un comité d'experts reconnus et organise chaque année des centaines d'événements de sensibilisation pour le public, pour les lycéens et pour les entreprises.

EndoFrance agit auprès des pouvoirs publics pour l'amélioration de la prise en charge et a notamment rédigé le chapitre de l'information à délivrer aux patientes, dans le cadre des recommandations pour la pratique clinique de l'endométriose[1].

Depuis 2018, l'association prend part aux groupes de travail portés par le ministère afin d'améliorer le parcours de soins et la prise en charge des personnes atteintes d'endométriose. En 2021, EndoFrance a participé à la rédaction de la stratégie nationale de lutte contre l'endométriose et en a intégré le comité de pilotage interministériel.

Depuis 2016, l'association a versé plus de 300 000 euros à des équipes médicales œuvrant pour la recherche clinique et fondamentale dédiée à l'endométriose.

Elle est animée par 120 bénévoles répartis sur toute la France et compte 2 800 adhérents.

EndoFrance a publié deux livres : *Idées reçues sur l'endométriose* (éd. Cavalier bleu, 2020) et *L'endométriose de Clara : Comprendre la maladie pour les 15-25 ans*, (éd. DunodGraphic, 2022).

www.endofrance.org
contact@endofrance.org
@EndoFrance

ENDOMIND

Créée en 2014, ENDOmind est une association de patientes qui lutte au quotidien pour une sensibilisation générale à l'endométriose et pour une meilleure prise en charge de cette pathologie qui touche entre 10 et 20 % de la population féminine. Elle est aux côtés des patientes pour les aider à mieux vivre la maladie.

L'association s'attache chaque jour à ce que le regard change sur l'endométriose et les malades afin qu'elles puissent enfin bénéficier d'une meilleure prise en charge !

1. HAS/CNGOF 2017.

ENDOmind travaille depuis plusieurs années aux côtés des institutions, et notamment avec la Haute autorité de santé pour l'écriture des recommandations de bonnes pratiques en endométriose, document de référence à destination des professionnels de santé.

Depuis 2018, l'association a participé, à la demande du ministère des Solidarités et de la Santé, à l'écriture de la stratégie nationale de lutte contre l'endométriose et a intégré, en 2022, le comité de pilotage interministériel qui doit définir la mise en œuvre de cette stratégie.

ENDOMind œuvre également, par le biais d'une pétition et d'auditions par des parlementaires, pour faire reconnaître l'endométriose comme une affection de longue durée (ALD 30) et ainsi permettre une meilleure prise en charge financière des soins pour les patientes.

L'association et la fondation pour la recherche sur l'endométriose œuvrent également à développer la sensibilisation en entreprise, pour une meilleure connaissance de la maladie, et à la mise en place d'outils pour mieux vivre l'endométriose dans le cadre professionnel.

Elle fait également de la sensibilisation auprès des adolescents, avec un travail de proximité, pour une meilleure compréhension des besoins et attentes de ces derniers et du développement de l'éducation thérapeutique (des ateliers collectifs et gratuits) sur l'ensemble du territoire.

ENDOmind est l'organisatrice officielle, en France, de l'ENDOMARCH, qui se déroule en mars. Elle est également la fondatrice de l'ENDOrun, une course annuelle se déroulant en novembre, qui permet de récolter des fonds pour la recherche. Ces fonds ont rendu possible la création de la première fondation pour la recherche sur l'endométriose en France et en Europe, qui permet, depuis 2021, de financer des projets innovants.

En région, ENDOmind est présente aux côtés des professionnels de santé, au sein des filières de soins endométriose qui se déploient progressivement sur l'ensemble du territoire national.

www.endomind.org
contact@endomind.org
AssociationENDOmind
@endomind_fr
@endomind

Comme vous l'aurez compris, si vous ne savez plus vers qui vous tourner, à qui vous confier, ces associations sont présentes pour vous aider. Vous pouvez vous rapprocher de l'une d'elles. Dans chaque région, des bénévoles pourront vous accompagner. Si vous cherchez un centre pour faire une I.R.M. ou un médecin spécialisé en endométriose, on pourra vous donner les adresses dans votre région. Ce sont des adresses et des noms vérifiés, pour avoir l'assurance d'un bon diagnostic et d'une prise en charge adaptée à votre situation. Pour ma part, grâce à ENDOmind, j'ai appris qu'il y avait des applications sur lesquelles on pouvait partager nos expériences sur les centres de santé visités et les médecins rencontrés, ainsi que sur les traitements qui nous ont été prescrits.

MAPATHO

C'est un annuaire de professionnels de santé spécialisés dans les pathologies chroniques. Il existe donc une liste dédiée à l'endométriose. Sur ce site ou cette appli, les patientes peuvent trouver des professionnels, mais aussi faire ajouter ou retirer de la liste des praticiens qui ne connaîtraient pas la maladie. Cela permet d'avoir une vision évolutive des soignants à consulter.

ZIWIG

Cette entreprise œuvre pour l'amélioration de la qualité de vie des femmes atteintes d'endométriose. Elle développe différentes propositions pour aider au diagnostic, à la prise en charge et au suivi médical :

- L'Endotest® est un test salivaire de diagnostic de l'endométriose fiable, rapide et non invasif.
- Le site Endoconnect® permet d'avoir un dossier médical complet en ligne, dans un espace sécurisé, disponible et partageable à tout moment aux professionnels de santé. Rempli au calme, ce dossier facilite les échanges, puisqu'il évite le stress d'oublier quelque chose lors de la consultation. Il permet également de voir l'évolution des symptômes.
- Endocoach® est une appli individualisée de coaching, pour aider à la prise en charge quotidienne de l'endométriose, par des exercices adaptés de sophrologie et de l'automassage. Ces propositions prennent en compte le temps et la santé de chacune.

DEUXIEMEAVIS.FR

Comme il est parfois encore compliqué pour chaque femme d'avoir près de chez elle un professionnel de santé qui connaisse bien l'endométriose, il peut être important d'avoir un autre regard sur des images ou une proposition d'opération. Avec deuxiemeavis.fr, les femmes en attente de diagnostic peuvent, par exemple, faire relire une I.R.M. par un spécialiste de l'endométriose en remplissant un questionnaire en ligne, et en envoyant les clichés. Avec la complexité de l'endométriose, il arrive qu'il soit nécessaire de recueillir un autre avis avant de se faire opérer ou de démarrer un traitement lourd.

COMPARE ENDOMÉTRIOSE

Créée en partenariat avec l'Assistance publique – Hôpitaux de Paris (AP-HP), c'est une étude sur dix ans, pour connaître et comprendre l'évolution des symptômes et les répercussions de la maladie chronique sur la vie quotidienne des femmes. Il suffit de s'inscrire, puis de répondre régulièrement à des questionnaires.

INTIMA ET SA CAMPAGNE DE SENSIBILISATION

Partenaire d'ENDOmind et de la Fondation pour la recherche sur l'endométriose, Intima a réalisé une campagne de sensibilisation, avec pour titre « Se battre ensemble pour chacune », qui aide à mettre en lumière l'endométriose comme un enjeu de société et de santé publique.

Il existe également des centres experts en endométriose, à Paris ou à Marseille, par exemple, où vous pourrez vous faire diagnostiquer.

UN DERNIER TÉMOIGNAGE

UNE FORCE AU QUOTIDIEN

Tout ce que j'ai pu remarquer en partageant mon expérience, que ce soit sur les réseaux sociaux ou lors de cette conférence sur l'endométriose, en parlant avec vous toutes, qui êtes atteintes de cette maladie, c'est qu'ensemble, on est plus fortes. C'est comme si l'on s'inspirait de nos échecs pour ne pas reproduire les mêmes erreurs, et de nos réussites pour suivre le même chemin si celui-ci a été bénéfique. À l'image des associations, on peut réunir nos forces, nos histoires, nos conseils, pour vaincre cette affection et aller mieux au quotidien. Faire bouger les choses afin qu'il y ait de nouveaux moyens pour diagnostiquer l'endométriose, et pourquoi pas, pour la guérir.

Voici un dernier témoignage, celui de Marie-Agnès Caderby, coach sportive et coordinatrice de l'association ENDOmind, qui vous aidera sans doute à trouver la force de vous battre contre cette maladie qui vous gâche la vie au quotidien :

> ***« J'ai 36 ans, et je suis atteinte d'endométriose profonde (anciennement stade 4), c'est-à-dire que j'ai des lésions sur les ovaires, au niveau digestif, au niveau des ligaments utéro-sacrés, etc.***

J'ai eu mes premières règles à l'âge de 12 ans, à mon entrée en sixième. Tout de suite, les douleurs ont été très violentes, ce qui impliquait des absences scolaires tous les mois durant deux jours, et cela, pendant toute ma scolarité. Les symptômes, hormis les violentes douleurs, étaient des évanouissements, des saignements très abondants – donc des anémies, des malaises… Mes parents ont très vite été alertés par ces symptômes anormalement handicapants, et ils m'ont emmenée chez le médecin de famille rapidement. Sa seule réponse fut : « On va la mettre sous pilule, ça calmera ses douleurs. » J'ai donc été sous contraception dès mes 13 ans. Malgré la prise de la pilule, qui diminuait légèrement les symptômes, je devais prendre des antalgiques puissants pour pouvoir tenir debout pendant mes règles. Heureusement, j'ai toujours été une élève studieuse, et cela n'a pas trop impacté ma scolarité, mais j'imagine que ça peut être le cas pour d'autres jeunes filles atteintes de la maladie.

Les années ont passé, et les douleurs étaient toujours là, bien que « contenues » par la prise de la pilule et d'antalgiques. Puis, est venu le temps des premiers rapports sexuels, à l'âge de 17 ans. Des rapports très douloureux, qui m'obligeaient à rester en boule de longues minutes après. Cela a énormément impacté ma vision de la sexualité dès mon adolescence, car, pour moi, les rapports étaient associés à la souffrance. Encore aujourd'hui, à 36 ans, j'ai du mal à dissocier les deux.

À 19 ans, j'ai rencontré celui qui allait devenir mon mari. À cette époque, je ne savais pas encore que j'étais atteinte de cette maladie. Je consultais des médecins, des gynécologues depuis des années, et aucun ne m'avait fait passer d'examens, aucun ne cherchait à identifier l'origine de ces douleurs.

Même l'infirmière scolaire, qui me voyait débarquer dans son bureau presque chaque mois, me disait : « Les règles, ça fait mal, jeune fille ! Il va falloir prendre sur toi, car tu vas les avoir au moins jusqu'à ta ménopause. » Pour une jeune femme, la ménopause semble tellement loin… Cette perspective m'a plongée dans une grande détresse et un profond silence. J'ai donc décidé de prendre sur moi et de me taire, car c'était normal pour une femme de souffrir.

Un jour, je suis tombée sur le post Facebook d'une amie, Marie-Lou – elle-même atteinte d'endométriose –, qui en listait les symptômes. Je me suis reconnue dans tous. C'était en 2014, j'avais 28 ans.

L'article qu'elle partageait, très bien fait, conseillait aux femmes qui pensaient être touchées par la maladie de consulter des praticiens spécialisés dans cette pathologie méconnue. Les seuls capables, à l'époque, de la diagnostiquer.

J'ai pris rendez-vous avec un gynécologue spécialisé, et après que j'ai répondu à quelques questions, le verdict est tombé : j'étais atteinte d'endométriose. Se sont ensuivis un examen clinique, une échographie pelvienne – la première de ma vie. Le médecin a ainsi identifié un kyste d'endométriose de 12 cm sur mon ovaire droit.

Il a donc fallu seize ans pour que je sois diagnostiquée. Seize ans de souffrance, de silence, seize ans de perdus… Seize ans de progression de la maladie – qui, vous le lirez plus bas, ont eu des conséquences désastreuses sur ma vie de femme. C'était le début de mon long et douloureux parcours médical. Je me suis fait opérer une première fois pour retirer ce kyste, et l'on m'a enlevé l'ovaire droit, en me disant : « Il en reste un, donc vous pourrez tomber enceinte avec un seul ovaire. »

Je pensais naïvement que c'était terminé, que j'allais enfin être « guérie » de cette maladie, mais j'étais loin d'imaginer ce qui allait suivre.

Une année est passée. Les douleurs étaient encore présentes, mais plutôt maîtrisées, avec l'aide de la pilule en continu qui m'avait été prescrite, grâce à laquelle je n'avais plus mes règles. Je me suis mariée à l'âge de 29 ans, et les projets de famille ont éclos.

À ce moment-là, je ne le savais pas encore, mais l'endométriose allait montrer son vrai visage, et les dégâts qu'elle avait sournoisement faits à l'intérieur de mon corps.

Le gynécologue qui me suivait depuis un an a décidé, en vue de notre projet de famille, de nous faire passer tous les tests existants, pour gagner du temps. Et il a eu raison.

Lors d'un examen appelé hystérosalpingographie, on m'a appris que mes trompes étaient complètement obstruées par l'endométriose, et qu'aucune grossesse naturelle ne serait possible. Sur le moment, je n'ai pas pris la mesure des conséquences de cette impossibilité mécanique de procréer, et les médecins semblaient rassurants.

Malheureusement, ce fut le début d'un parcours de fécondation in vitro *(FIV). Pour celui-ci, j'ai dû arrêter la pilule. L'endométriose a alors révélé sa réalité, celle sans hormones. Il était nécessaire que les cycles soient naturels et que mes règles reviennent pour pouvoir lancer les stimulations ovariennes. Cette période-là, je pourrais la renommer « l'enfer sur Terre ».*

Les douleurs étaient telles que je pleurais quasiment tous les jours, que j'appelais ma maman comme une enfant, que je ne dormais jamais plus de trois heures – le temps pendant lequel les antidouleurs faisaient effet. J'avais des troubles digestifs. La douleur me rendait complètement folle, et j'avais des périodes de délire où je me sentais partir tant elle était extrême.

J'ai très mal vécu ces traitements, ce parcours, et mon couple n'y a pas résisté. Mon emploi non plus. En 2018, tout s'est écroulé. J'ai dû changer de travail. Mon ancien employeur m'a poussée à la démission à cause de mes nombreuses absences dues aux crises, qui n'étaient plus gérables. Mon couple a volé en éclats du fait de ma dépression – dont je n'avais pas conscience, à l'époque. Les FIV n'ont pas fonctionné, je ne suis jamais tombée enceinte. Et le summum, c'est que mon endométriose a progressé. Les crises sont devenues de plus en plus violentes.

Le retour de mes règles était une double peine, celle de la souffrance à vouloir mourir, et le rappel de mon incapacité à porter la vie. À l'époque, j'avais sombré dans une immense dépression. J'étais seule, sans aucun accompagnement psychologique. J'ai fini par pousser les portes du cabinet de mon médecin. En entrant, la première phrase que j'ai prononcée quand il m'a demandé les raisons de ma venue était : « Je veux mourir. » Parce que la réalité, c'était bien ça. Quand on est niée dans sa douleur, dans sa maladie, quand rien ne va plus dans tous les domaines de son existence, et surtout quand on ne nous propose aucune solution, aucun traitement pour soulager ces douleurs constantes et chroniques, l'unique issue qui nous vient à l'esprit est la mort.

J'ai fini par développer une tumeur cancéreuse gradée sur mon dernier ovaire. On ne savait pas à quoi cela était dû, mais la conséquence, c'est qu'à 32 ans, on m'a retiré le seul ovaire qui me restait. Je ne pourrai donc plus avoir d'enfants biologiques.

J'aurais pu m'enfoncer encore plus, mais cette énième injustice de la vie a fait naître en moi une réelle envie de me battre pour vivre. J'ai compris que le sport calmait mes douleurs, et c'est devenu une vraie passion. Je me suis reconvertie en coach sportive, et j'ai décidé de poursuivre mon engagement en devenant coordinatrice régionale pour l'association ENDOmind.

Mon histoire peut faire peur, mais elle met en lumière plusieurs problématiques que nous essayons de régler, telles que l'errance médicale, le manque d'accompagnement, de prise en charge, et surtout, l'absence de traitements. Avec le recul, l'endométriose s'est transformée en force. Elle m'a permis de me dépasser et de devenir celle que je suis. Elle a été la cause de grandes pertes, mais aussi de belles découvertes, de beaux combats, et surtout d'un accomplissement incroyable.

J'ai envie de faire passer un message d'espoir. Malgré tout ce que l'endométriose m'a volé, je suis aujourd'hui une femme pleine de vie, une coach sportive passionnée. L'endométriose ne me définit plus, je définis ma vie en composant avec elle. J'ai repris le contrôle de mon existence en reprenant celui de mon corps. L'endométriose n'est pas une fatalité. À chacune de trouver sa routine, celle qui correspond à sa maladie, afin de pouvoir mener sa vie de la manière la plus normale possible.

Je souhaite, par ce témoignage, non pas attirer la pitié, mais interpeller sur l'endométriose, sur ce combat que nous menons, que des millions de femmes mènent tous les jours – deux femmes sur dix sont concernées. Tant qu'il y a de la vie, les choses peuvent changer. Rien n'arrête le changement, à part la mort. Je me battrai donc jusqu'à mon dernier souffle pour qu'une solution soit trouvée pour nous toutes.

Marie-Agnès Caderby

CONCLUSION

L'endométriose est une maladie dont on connaît peu de chose, mais qui prend une place importante dans notre vie une fois qu'elle s'y est installée. Elle devient omniprésente, et l'on est forcée de composer avec elle. Elle nous enlève certains espoirs, comme celui de devenir mère, et nous pousse à devenir plus forte qu'elle, car si nous ne nous battons pas, nous perdons, puis nous sombrons. Cette option n'est pas envisageable. C'est ce que j'ai envie de vous prouver, le message que je veux vous faire passer. On doit vaincre cette maladie en trouvant des solutions pour se soigner, et surtout en libérant la parole. Plus on témoignera sur cette maladie, plus on trouvera de solutions. Il existe autant d'endométrioses que de femmes qui en sont atteintes. Chacune doit trouver ses propres méthodes, pour sa guérison et son bien-être.

On doit se surpasser, ne jamais abandonner, rester positives en toutes circonstances. Ensemble, nous irons de l'avant!

REMERCIEMENTS

Voici venu le moment des remerciements et, franchement, je ne sais pas par où commencer. Alors je vais le faire avec le cœur, comme je l'ai fait tout au long de cet ouvrage.

Tout d'abord, je sais que, seule, je n'aurais jamais pu écrire ce livre. Voilà pourquoi je suis reconnaissante de tout ce qui m'arrive, d'avoir pu réaliser un rêve : écrire un livre sur un sujet qui fait partie de ma vie et un sujet qui vous concerne aussi. Un livre où j'ai pu libérer ma parole, mais aussi et surtout vous aider. Ce livre, ce n'est pas le mien mais le nôtre, car sans tous vos témoignages, il ne serait pas si riche. Donc merci à toutes celles qui se sont confiées à moi et qui m'ont permis de retranscrire leur histoire. Vos récits m'ont tellement touchée et, en les écrivant, j'ai souvent pleuré (je suis sûre que ce sera aussi votre cas en lisant !) tellement c'était vrai, fort et bouleversant. Donc merci à vous les filles pour votre honnêteté, votre bonté et votre naturel !

Comme je vous l'ai déjà dit dans les premières pages, j'ai eu l'idée de ce livre à la suite de la conférence que j'ai animée l'année dernière sur l'endométriose. Enfin, ce n'est pas tout à fait vrai : celle qui a eu l'idée de ce livre et qui a cru en moi et en la force de mon histoire, c'est Nadège, mon amie et attachée de presse. On s'est connues lors d'un événement et j'ai adoré cette femme, son naturel, sa bonne humeur. Nadège, c'est une femme motivée et motivante qui va au bout de ses rêves, de ses projets, qui vous pousse à faire de même et surtout qui vous aide sans contrepartie, sans intérêt. Ça fait du bien de voir qu'il y a encore ce genre de personnes sur terre ! Donc Nadège, qui a un bon carnet d'adresses également, m'a dit juste après avoir terminé la conférence : « Je te vois trop écrire un livre, c'est fait pour toi Julia ! » Rien que le ton de sa voix et son regard ont suffi à me motiver et à y croire. Elle m'a rapidement présenté des amies travaillant dans la maison d'édition qui a publié ce livre, et après l'aventure était lancée. Donc merci à toi Nadège et merci d'être la personne que tu es !

Tout naturellement, je remercie maintenant le groupe Guy Trédaniel et ma maison d'édition, Le Courrier du Livre, et donc toutes les personnes qui m'ont fait confiance et suivie dans ce projet long et fou. Elles m'ont laissé carte blanche pour écrire ce livre et ont été au-delà des étiquettes influenceuse et téléréalité. Elles savaient que j'en étais capable et m'ont encouragée. Je remercie donc Élise, Margaux et Bénédicte pour leur travail sur mon ouvrage, encore plus beau que ce que j'espérais. Je remercie plus particulièrement Sophie, qui m'a accompagnée, et Clara, mon éditrice à qui j'envoyais des messages et des mails à pas d'heure à cause du décalage horaire, mais qui a toujours su m'écouter et composer avec ce que je voulais vraiment. Elle m'a conseillée, épaulée et suivie dans ce projet avec tellement de gentillesse, de patience et de bienveillance. Donc merci Clara pour tout ce que tu as fait. Tes compliments m'ont toujours poussée à faire au mieux pour ne jamais vous décevoir. Car oui, j'avais toujours peur de ne pas être à la hauteur, mais grâce à toutes ces personnes je l'ai fait !

Mes remerciements vont ensuite à tous les spécialistes qui m'ont donné des explications, des conseils précieux et des remèdes pour vivre mieux avec la maladie.

Tout d'abord je remercie le médecin gynécologue, chirurgien, obstétricien et cancérologue Michel Mouly pour avoir participé à ce livre. Je suis honorée et reconnaissante que ce médecin de renom ait accepté de répondre à mes questions et de nous aider. Je voulais absolument bénéficier de ses conseils, car c'est un médecin que j'avais vu en consultation et qui m'avait donné alors plus d'éclaircissements et d'espoir que tous les autres médecins que j'avais pu voir auparavant. Il nous croit, et en plus de ça il va faire en sorte de toujours aller vers le positif ! En le recontactant, j'ai été confortée dans ma première idée : c'est un spécialiste d'une gentillesse incroyable, accessible malgré son emploi du temps chargé. J'ai senti dans nos échanges l'urgence d'aider les femmes qui souffrent d'endométriose et surtout de porter un nouveau regard sur la maladie. Merci à lui pour sa bienveillance, son temps et son partage de connaissances sur l'endométriose.

Merci à la sage-femme échographiste Marie-Dominique Bressot qui nous éclaire dans ce livre sur les symptômes et le diagnostic. Elle intervenait lors de ma conférence l'année dernière et a énormément aidé les jeunes femmes présentes. Elle m'a également aidée à éclaircir certains points encore flous pour moi. C'est une femme qui côtoie pas mal d'endogirls, elle sait comment nous parler et sa douceur fait du bien ! Merci à elle pour sa précieuse participation.

Merci également à Anne-Charlotte Garet, diététicienne spécialisée en endométriose et pédiatrie, et Céline de Sousa, cheffe de cuisine spécialisée en alimentation infantile. Elles sont elles-mêmes atteintes d'endométriose et savent très bien de quoi elles parlent. Elles ont trouvé des solutions pour mieux vivre avec leur maladie et pour vous aider également à faire de même. Céline m'avait auparavant beaucoup aidée avec Luna qui n'aimait pas manger de légumes, elle m'avait donné plein de conseils et d'astuces qui avaient fonctionné. Et maintenant, elle le fait pour nous, les endogirls. Merci les filles pour votre générosité et votre gentillesse.

Merci aussi à Manon Borderie, naturopathe qui accompagne les femmes atteintes de troubles hormonaux, pour ses précieux conseils. Je la suis sur Instagram depuis un moment, j'aime sa générosité dans son partage de recommandations pour soulager nos maux du quotidien. Elle donne des remèdes simples et naturels auxquels on ne pense pas forcément. J'avais très envie qu'elle participe à ce livre et je suis extrêmement reconnaissante qu'elle ait accepté de le faire !

Merci à l'illustratrice Nathalie Jomard qui a su percevoir exactement ce que je voulais, et qui a représenté au mieux la réalité de ce que j'ai vécu.

Je le sais, ces remerciements sont un peu longs, mais croyez-moi, tellement importants ! Sans toutes ces personnes, ce livre ne serait pas entre vos mains.

Je continue donc en remerciant les associations ENDOmind et EndoFrance qui font tellement au quotidien pour nous les endo-girls. Leur but est d'informer, de soutenir et d'agir, et elles m'ont donné de nombreuses informations sur la maladie Si vous avez besoin de quoi que ce soit, sachez qu'elles ont des bénévoles dans plusieurs villes, super accessibles et à l'écoute, prêtes à vous aider.

En parlant de l'association ENDOmind, je dois faire une mention spéciale à Marie-Agnès Caderby qui m'a énormément aidée lors de ma conférence et l'a même animée avec moi. Elle apparaît dans ces pages en nous faisant partager son histoire, ses connaissances et sa force. Elle nous livre ici un témoignage poignant sur sa vie, sur son endométriose. Je peux vous dire que j'ai eu du mal à retranscrire ce qu'elle m'a écrit tellement je pleurais ! Cette femme me bouleverse et en même temps me surprend par son courage, sa générosité et sa gentillesse. Je la remercie de m'avoir confié son vécu comme elle l'a fait, car je suis sûre que, en la lisant, vous serez comme moi bouleversée, mais encore plus motivée à vous battre et à ne rien lâcher.

Et puis, pour finir, merci à mon mari Maxime qui me soutient au quotidien, surtout dans les moments les plus durs. Lors de mes crises par exemple, quand je suis pliée en deux à ne plus pouvoir bouger, il prend le relais pour le repas, les enfants. Et merci à lui surtout de m'avoir donné les deux plus beaux cadeaux de toute ma vie et d'avoir fait de moi une maman comblée de bonheur.

Une dernière fois : merci à toutes ces personnes qui m'ont fait confiance, qui ont cru en moi et qui m'ont permis de réaliser ce bel ouvrage qui, je l'espère, deviendra votre livre de chevet, votre bible, votre dictionnaire, votre livre de poche et votre livre préféré (c'est beau de rêver, ça fait du bien !)

Julia

BONUS : L'AGENDA DE L'ENDOGIRL

Je n'allais pas finir ce livre sans vous laisser un dernier outil pratique : un agenda perpétuel que vous pouvez commencer quand vous le souhaitez. L'idée est de suivre l'évolution de vos symptômes en fonction de ce que vous mettrez en place : nouveaux médicaments, changement de pilule, alimentation anti-inflammatoire, compléments alimentaires, sport, etc.

Vous pouvez par exemple y noter :

- Vos règles et le *spotting*[1].
- Vos variations d'humeur (irritabilité, manque d'énergie, stress...) et de libido.
- Vos symptômes corporels tout au long du mois : crampes, fatigue, ballonnements, nausées, douleurs d'ovulation, etc.
- Votre alimentation si vous souhaitez étudier son influence sur vos symptômes.
- Votre activité sexuelle et les indices d'ovulation (qualité de la glaire, température basale...) si vous désirez un bébé.

Cet agenda vous sera précieux pour donner autant d'informations que possible lors de vos rendez-vous médicaux et surtout pour mieux comprendre votre corps. Écoutez-vous et prenez soin de vous !

1. Pertes de sang en dehors des règles.

Janvier

1	2	3
6	7	8
11	12	13
16	17	18
21	22	23
26	27	28

Mon conseil : c'est le moment de prendre une bonne résolution et de se mettre au sport ! Choisissez une activité qui vous fait du bien : vélo, danse, boxe...

4	5	*Notes* :
9	10	
14	15	
19	20	
24	25	
29	30	31

Février

1	2	3
6	7	8
11	12	13
16	17	18
21	22	23
26	27	28

Mon conseil : privilégiez une alimentation anti-inflammatoire. Les légumes et les huiles riches en oméga 3 sont vos amis !

4	5	***Notes :***
9	10	
14	15	
19	20	
24	25	
29		

Mars

1	2	3
6	7	8
11	12	13
16	17	18
21	22	23
26	27	28

Mon conseil : testez les tisanes naturelles de queues de cerise. Elles sont super efficaces pour éviter les ballonnements !

4	5	*Notes :*
9	10	
14	15	
19	20	
24	25	
29	30	31

Avril

1	2	3
6	7	8
11	12	13
16	17	18
21	22	23
26	27	28

Mon conseil : avez-vous fait chauffer votre bouillotte ? Rien de tel que cette méthode de grand-mère pour soulager les maux de ventre.

4	5	*Notes* :
9	10	
14	15	
19	20	
24	25	
29	30	

Maí

1	2	3
6	7	8
11	12	13
16	17	18
21	22	23
26	27	28

Mon conseil : un sommeil de qualité et réparateur est indispensable pour être en bonne santé. Écoutez votre corps et allez au lit dès les premiers signes de sommeil !

4	5	***Notes :***
9	10	
14	15	
19	20	
24	25	
29	30	31

Juin

1	2	3
6	7	8
11	12	13
16	17	18
21	22	23
26	27	28

Mon conseil : si vous croyez à l'énergie positive des pierres, portez un bracelet avec de la pierre de cornaline, de la pierre de lune et du cristal de roche. Je l'ai toujours avec moi !

4	5	***Notes*** :
9	10	
14	15	
19	20	
24	25	
29	30	

Juillet

1	2	3
6	7	8
11	12	13
16	17	18
21	22	23
26	27	28

Mon conseil : demandez à votre médecin si une complémentation en magnésium est nécessaire. Cela pourrait vous aider à réduire le stress, mais aussi à réguler les œstrogènes.

4	5	*Notes :*
9	10	
14	15	
19	20	
24	25	
29	30	31

Août

1	2	3
6	7	8
11	12	13
16	17	18
21	22	23
26	27	28

Mon conseil : essayez de limiter autant que possible les aliments inflammatoires. Même si c'est l'été, ne cédez pas (ou peu) à la tentation de l'alcool et du sucre raffiné !

4	5	*Notes :*
9	10	
14	15	
19	20	
24	25	
29	30	31

Septembre

1	2	3
6	7	8
11	12	13
16	17	18
21	22	23
26	27	28

Mon conseil : limitez autant que possible les sources de stress.
Testez différentes techniques : méditation, yoga, cohérence cardiaque…

4	5	***Notes*** :
9	10	
14	15	
19	20	
24	25	
29	30	

Octobre

1	2	3
6	7	8
11	12	13
16	17	18
21	22	23
26	27	28

Mon conseil : privilégiez autant que possible les produits bruts, peu raffinés et transformés. Si vos fruits et légumes peuvent être bios, c'est encore mieux !

4	5	***Notes :***
9	10	
14	15	
19	20	
24	25	
29	30	31

Novembre

1	2	3
6	7	8
11	12	13
16	17	18
21	22	23
26	27	28

Mon conseil : avez-vous déjà testé la gemmothérapie ? Cette thérapie naturelle consiste à utiliser les propriétés des bourgeons (par exemple : bourgeons de framboisier pour réguler les œstrogènes, de pommier pour booster la progestérone…).

4	5	*Notes* :
9	10	
14	15	
19	20	
24	25	
29	30	

Décembre

1	2	3
6	7	8
11	12	13
16	17	18
21	22	23
26	27	28

Mon conseil : mettez votre entourage à contribution ! N'hésitez pas à demander de l'aide et de petites attentions : un massage fait toujours du bien.

4	5	*Notes :*
9	10	
14	15	
19	20	
24	25	
29	30	31

Notes personnelles

Notes personnelles

Notes personnelles

Notes personnelles

édition pré-presse
livres numériques

44400 Rezé

Achevé d'imprimer en décembre 2022
sur les presses de la Nouvelle Imprimerie Laballery
58500 Clamecy
Dépôt légal : janvier 2023
Numéro d'impression : 212178

Imprimé en France

La Nouvelle Imprimerie Laballery est titulaire de la marque Imprim'Vert®